Anita Bind-Klinger
Die Aura-Soma Meisteressenzen

Anita Bind-Klinger

Die Aura-Soma Meisteressenzen

Pomander und Quintessenzen im täglichen Leben

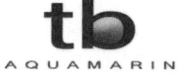

AQUAMARIN

Originalausgabe
1. Auflage 2010
© Aquamarin Verlag GmbH
Voglherd 1 • D-85567 Grafing
www.aquamarin-verlag.de

Umschlagfoto: Constanze Sträter
Umschlaggestaltung: Annette Wagner

Druck: Bercker • Kevelaer

ISBN 978-3-89427-529-7

Inhalt

Vorwort zur Neuauflage 2010

Will Gott dir ein Geschenk machen,
dann packt er es in ein Problem.

Die Erde ist in ständiger Entwicklung – und alles Leben zeitgleich mit ihr. Entsprechend der natürlichen Rhythmik gibt es manchmal sichtbare Veränderungen und dann wieder ein unsichtbares, vorbereitendes Reifen. Manchmal wirkt und webt etwas tief im Inneren, still und ohne großes Aufsehen, um dann, scheinbar plötzlich, *ent-deckt* zu werden. Das Neue zeigt sich und arbeitet vom selben Moment an an der nächsten Entwicklungsstufe mit.

Seit der Erstausgabe dieses Buches (1996) sind viele Jahre vergangen, und ich wähle für die Neuauflage zum Teil neue Worte. Die farbigen Pomander und wundervollen Meisteressenzen wirken in ihren einzelnen Qualitäten entsprechend der Menschheitsentwicklung. Zehn Jahre sind in der schnelllebigen Zeit eine Etappe, in der sich Denk- und Verhaltensweisen ebenso wie Wortwahl und Ausdruck deutlich in Richtung *Differenzierung* verändert haben.

Wir Menschen brauchen für alles – oder zumindest für sehr vieles – *Namen*. Haben wir etwas benannt, wird es greifbarer oder verständlicher.

Manchmal benennen wir Prozesse, die kaum zu benennen sind. Dann nähern wir uns mit unserer Wortgebung den Geschehnissen und können von Zeit zu Zeit etwas besser begreifen und tiefere Zusammenhänge verstehen. Mir macht es noch immer große Freude, etwas aus dem noch Unbenannten vorsichtig ans Tageslicht zu holen. Ich traue mir zu, Namen zu geben und bin bereit, nach einiger Zeit Dinge zu überprüfen, ob es noch die passenden Worte sind.

Die symbolischen Namen der Meisteressenzen drücken archetypische Qualitäten aus, die seit ihrer Manifestation durch Vicky Wall auch heute noch stimmen. Ich erlebe jetzt, bedingt durch meine persönlichen Entwicklungsprozesse, die Meister wesentlich *entpersonifizierter*. Sie sind ähnlich einem riesigen Energiefeld mit einer spezifischen Wellenlänge und Frequenz, das für alles Leben wie eine Bezugs- oder Referenzebene wirkt. Ein solches *Energiefeld*, eine solche *Trägerebene*, wie zum Beispiel jenes Energiefeld des Wissens, das Vicky Wall *El Morya* nannte, ist nicht emotional. Es fühlt nicht wie ein Mensch und sollte auch nicht mit menschlichen Attributen belegt werden. Schon viele Menschen vor uns standen bewusst oder unbewusst mit speziellen Energiefeldern in Kommunikation. Sie übersetzten sie anderen Menschen, um die dort vorhandenen Informationen zu verstehen, beziehungsweise sie setzten die Impulse selbst um. Das gab es in der Vergangenheit, das gibt es heute, und das wird wohl in Zukunft nicht anders sein.

Der nicht-materielle Teil unserer Erde ist längst von der Wissenschaft erforscht. Die Physik belegt uns klar und deutlich, dass alle Materie *vor allem aus Zwischenräumen* besteht. Nur sind das keine Hohlräume im eigentlichen Sinn, sondern die immateriellen Anteile sind pulsierende Energieformen, regelrechte Quellen und Speicher verschiedenster Energiequalitäten. Es gab und gibt Menschen, zu deren Potenzialen es gehört, solche Kräfte zu verstehen und *nutzbar* zu machen. Sie schulen wiederum Menschen in der Vermittlung des neuen Wissens, demonstrieren die Erfahrbarkeit von Energieräumen, trainieren Reflexionstechniken und vieles mehr. Bewusstseinserweiterung und das Erreichen neuer Wachstumsstufen der Persönlichkeit sind die Früchte solcher Arbeit, die das gesamte Leben durch Perspektivenwechsel bereichern.

Seit mehr als sieben Jahre lerne ich von diesem neuen Wissen in der DIWAB, das ist *Die Wissensakademie Bern* (siehe Anhang). Meine Wahrnehmungsschulungen führten mich zu dem Wissen, wie ich heute bin, lebe und handele. Deshalb spreche ich nicht mehr von *aufgestiegenen und erleuchteten* Meistern, sondern von energetischen Kraftfeldern. Es gab und gibt Menschen, die genau das eine oder andere Energiefeld-Potenzial überzeugend repräsentierten. Es gibt nicht nur *einen* Meister, der dann und dort gelebt hat, sondern es gab und gibt heute Menschen, die genau diese Qualitäten mitten unter uns umsetzen. Die Quintessenz *Heiliger Gral und Sonnenlogos* (Holy Grail / Solar Logos) entspricht genau diesem Prinzip – eine Personifizierung ist nicht möglich.

Auch bei dem korallefarbenen Pomander wandert das Entpersonifizierte in den Vordergrund. Hier wirkt eine Energie, die den Facetten der *unerwiderten Liebe* heilsamer Balsam ist. Jeder ist letztendlich ein bisschen allein in seinen *Pioniertätigkeiten*. Selbst in stabilen Paarbeziehungen gibt es innere Aufträge, die jeder für sich allein gestaltet. Das ist sinnvoll so. Wer den Lebensweg ein Stück weit allein geht, wird merken, dass er nie und nimmer allein ist. Das Umfeld, die Lebensaufgabe, selbst die Natur kann ein *Partner* sein. Auch das gehört zu meiner neuen Sichtweise des Entpersonifizierten. Erstaunlich ist dabei, dass Beziehungen und Miteinander wundervolle neue Qualitäten bekommen. Wer gut mit sich allein sein kann, braucht das Gegenüber nicht mehr zur Vervollkommnung. Das kann dazu führen, dass man sich auf diese Weise *viel unbeschwerter* begegnet. Der Grund des Zusammenseins ist dann nicht mehr das Prinzip des Mangels, sondern Fülle und persönlicher Reichtum. Welche Bürde rutscht von so mancher Schulter, nicht mehr für das Glück des Gegenübers verantwortlich zu sein – und welche Würde geben wir uns dadurch selbst!

Der Begriff Spiritualität hat heute eine differenziertere Bedeutung als vor fünfzehn Jahren. Die naturwissenschaftlichen Erkenntnisse der letzten Jahre erklären das eine oder andere Geschehen neu, und das Spannungsfeld zwischen Glauben und Wissen vergrößert sich. Spiritualität heißt heute nicht ein blindes Behalten-wollen alter Gesetzmäßigkeiten, sondern meint die Integration neuer Erkenntnisse in die eigene Erfahrungswelt. Es geht darum, die persönliche Lebendigkeit und den eigenen Geist zur Umsetzung und Erfüllung seiner Potenziale zu nutzen. Funktioniert die aktuelle Netzwerkarbeit nicht genau durch die Vielfältigkeit im Sinne einer Ergänzung und Bereicherung?

Die neue, lebendig gelebte Spiritualität braucht einfache Worte für die aktuelle Realität. Wer den Boden gut unter den Füßen spürt, ohne dabei anzuhaften, und es wagt, seiner Inspiration zu folgen, wird den eigenen individuellen spirituellen Auftrag nicht überhören können. Spiritualität meint auch lebendige Sinnlichkeit, denn die Sinnesorgane waren und werden immer unsere Antennen für die Innen- und Außenweltkommunikation bleiben. Hier haben die farbigen Pomander und Meisteressenzen ein grandioses Feld, um als heilsame Energiespender zu wirken.

Januar 2010
Anita Bind-Klinger

Vorwort von Mike Booth

Ich kenne Anita Bind schon seit längerer Zeit. Sie besuchte Dev-Aura erstmals, als Vicky Wall noch am Leben war. Ihre Arbeit auf dem Gebiet der Edelstein-Heilkunde ist herausragend in unserer Zeit. Sie wird getragen von tiefer Liebe und ihrem umfassenden Mitgefühl für jene, die mit Sorgen und Problemen zu ihr kommen. Vicky Wall zitierte einmal den großen Meister: „Viele sind berufen, doch nur wenige auserwählt." Ich glaube, Anita hat durch ihre Arbeit die Fähigkeit, viele Menschen auf den PFAD zu führen. Nach meinen Eindrücken verfügt sie über ein sehr tiefes Verständnis von Aura-Soma und trägt die Botschaft, die Aura-Soma enthält, unter der unmittelbaren Inspiration von Vicky Wall in die Welt. Es ist für mich eine Freude, sie in ihrer Arbeit zu unterstützen, und ich hoffe, dass durch Anitas Wirken viele Menschen eine umfassendere Kenntnis der Geheimnisse von Farbe, Licht und ihren Energien erlangen werden.

Die Quintessenzen können uns mit den inneren Welten verbinden und einen Zugang zu unserem innersten Wesen öffnen. Vicky nannte sie einmal eine Anrufung an das Göttliche in uns und über uns. Vater/Mutter-Gott beantworten diesen

Ruf umgehend, verstehen jedoch aus ihrem Mitgefühl heraus, dass wir immer nur bedingt über die Kraft verfügen, die ausgestrahlte göttliche Energie aufzunehmen. Aus diesem Grund wirken jene große Wesen, die vor uns den PFAD beschritten haben, als Vermittler, um für uns die göttliche Energie in einer Weise zu transformieren, die wir verstehen und aufnehmen können.

Die Quintessenzen fördern diesen Prozess. Sie gleichen einem kosmischen Telefonanruf. Wir hören es vielleicht nicht klingeln, aber der Anruf wird mit Sicherheit entgegengenommen. Zu bestimmten Anlässen, wenn es erforderlich ist, erfolgt sogar eine unmittelbare Antwort. Über die Erforderlichkeit vermögen wir uns kein Urteil zu erlauben, aber wir können der Weisheit des Geschehens vertrauen.

In meinem Verständnis vom Wirken der Meister erscheint es mir wichtig zu erkennen, dass ihre Inspiration auf zwei Ebenen erfolgt – auf einer inneren und einer äußeren. Diese Form der Zusammenarbeit mit den Menschen reflektiert daher gegenwärtig ihre Unterstützung in uns und außerhalb von uns. Es wird vielfach davon gesprochen, dass die Menschheit insgesamt an einem Wendepunkt angelangt ist und viele einzelne Menschen daher in ihrem persönlichen Leben vor großen Entscheidungen über die Wahl ihres Weges stehen. Möge dieses Buch für einige als Wegweiser dienen.

Mike Booth

1. Mein Weg der persönlichen Meisterschaft

Halt ein! Wo läufst Du hin?
Der Himmel ist in Dir.
Suchst Du Gott anderswo,
Du fehlst Ihn für und für.

Angelus Silesius

Ich kann mich nur wundern, wie sich scheinbar einzelne Ereignisse zu einem klaren Muster zusammenfügen. Die Dinge fügen sich zur rechten Zeit mit einer enormen Kraft, wenn ich nur Geduld aufbringe, den passenden Zeitpunkt abzuwarten und den Geschehnissen nicht meinen eigenen voreiligen Zeitplan aufzwinge.

Ich betrachte es als eine Fügung in meinem Leben, dass der Auftrag, über Aura-Soma-Meisteressenzen zu schreiben, in der Zeit auf mich zukam, als ich selbst gerade auf dem Weg zu einer persönlichen Meisterschaft war. Meine innere Entscheidung für die *Reiki-Meisterschaft* war für mich ein ganz wesentlicher Schritt auf meinem *spirituellen Aufstieg* – wobei spirituelle Aufstiege gleich den *Abstiegen in unsere Tiefen* sind und vor allem *Einstiege in unsere Herzen*. Mehr denn je ist mir bewusst, dass wahre Einweihungen vor allem durch persönliche Arbeit an sich selbst geschehen.

Die Idee des Buches ist es, meine Erfahrungen mit den Aura-Soma-Pomandern und Meisteressenzen mitzuteilen, die ich mit mir selbst, in meiner Naturheilpraxis und in meiner

Seminartätigkeit sammelte. Diese Essenzen sind mehr als ein wunderbares Geschenk des Universums.

Sie sind liebevolle und unterstützende Hilfsmittel. Es wird keinen Meister mehr auf Erden und auch nirgendwo sonst im Universum geben, der uns an die Hand nimmt und die Hälfte unserer Arbeit für uns erledigt. Der immer noch vorhandene Wunsch nach einem Rezept oder einem schnellen Lösungsweg wird sich nicht erfüllen. Ernsthafte Ausdauer im zielorientierten Willen, humorvolle Leichtigkeit und freudige Toleranz, herzliche Vergebung sowie die reine Liebe – sie alle sind gute Begleiter auf dem Weg nach innen.

Versucht nicht jeder, sein Leben mehr oder weniger bewusst zu meistern? Der *Meister*-Begriff ist im allgemeinen Sprachgebrauch mehr vom Handwerk geprägt worden und bezeichnet jemanden, der etwas gelernt hat und durch eine Meisterprüfung und durch Anfertigung eines Meisterstückes gezeigt hat, dass er sein Handwerk beherrscht. Im sportlichen Wettkampf ist der Meister der Beste. Es geht also um die Meisterschaft in Bezug und im Vergleich zu anderen.

Die persönliche Meisterschaft betrifft den spirituellen Weg eines jeden Menschen, den er bewusst oder unbewusst geht. Sie beschreibt einen Bereich, der sich manchmal schwer in Worte fassen lässt. Unsere Sprache, aus Wörtern und Begriffen bestehend, ist mir oft zu eng und nicht passend genug, um solch spezielle Themen zu benennen. Wenn wir in die eigene innere Stille einkehren, *spricht sie für sich*. Das Wort *Frieden* klingt wie ein Abklatsch dessen, was man spürt, wenn man Frieden in seinem Herzen empfindet. Vergleiche und symbolische Bilder sind oft nur Annäherungen, daher treffen sie den Kern der Wahrheit nicht vollständig. Es ist eine Welt, die sehr wohl eine eigene „Bild"-Sprache hat, aber nicht die uns in der Außenwelt gewohnte. Es ist eine Welt, die wir erfühlen können und zu der wir alle Zugang haben.

In diesem Erfühlen gibt es keine Übersetzungsschwierigkeiten und keine Missverständnisse. Diese beginnen erst, wenn wir innere Gefühle oder spirituelle Erfahrungen in Worte kleiden wollen. Der Begriff des Einkleidens drückt schon aus, dass es nur eine Umhüllung ist und nicht der Kern oder das Wesen selbst.

Die *männlich-weiblich-Thematik* unserer Sprache will ich gleich zu Anfang benennen. Es fehlen neutrale Worte. Die persönlichen Meisterschaften sind etwas neutrales, weder spezifisch männlich noch weiblich. Sie betreffen uns alle gleichermaßen, und ich bitte darum, das Wort *Meister* als neutral anzusehen. Ich bin mir der Unzulänglichkeit unserer Sprache bewusst und verzichte auf das jeweilige Hinzufügen des Wortes Meisterin. Mir ist es jedoch wichtig, dass der Inhalt des Buches deswegen nicht männlich-orientiert erscheint. Es ist an der Zeit, dass wir weibliche und männliche Qualitäten gleichermaßen wertschätzen und uns alle für eine neue Ebene des Zusammenwirkens einsetzen. Jeder Mensch hat individuelle Qualitäten, sie wirken alle zusammen für das Ganze.

Nach meiner Absicht, ein Buch über die Meisteressenzen zu schreiben, formte sich der Raum des Wirkens in mir selbst und wurde immer mehr zu einer großen Herausforderung für mich. Für dieses Buch bedeutet dies, noch viel mehr in die Tiefe zu gehen und der tiefsten Weisheit im Inneren meines Herzens zu vertrauen. Mein Herzenswunsch ist es, diese Weisheiten in Liebe und Verständnis miteinander zu teilen, ohne den Anspruch des alleinigen Wissens. Der Zugang zum inneren Meister zeigt sich für jeden von uns in individueller Weise, und jeder erkennt in seiner Eigenverantwortlichkeit, für welche Hilfen und Unterstützungen er sich auf seinem Entwicklungsweg öffnen kann.

Unsere Spiritualität erreichen wir insbesondere über unsere Gefühle. Hierzu setzen wir unsere Sinnesorgane, das Fühlen,

Erspüren und Empfinden ein. Neben den Gedanken und Ideenkonstruktionen bedarf es eines wirklichen Erlebens und Hineinspürens. Dem irdischen Körper folgen die feinstofflichen Aura-Schichten sowie die Gedanken- und Gefühlskörper. Die Gefühle selbst sind wie *Brücken* in den noch feineren spirituellen Körper. Wenn manche Gefühle schon schwer in Worte zu fassen sind, dann noch mehr innere Erlebnisse.

Die Thematik der Einweihungen sah ich vor Jahren, anlässlich meiner Reiki-Meisterschaft, ganz anders als heute, wo ich selbst Einweihungen erlebt habe. Vor meinen ersten Reiki-Einweihungen hatten Einweihungen mysteriöse und unbekannte Nebel um sich. Ich dachte an etwas ganz Besonderes und Geheimes, das nur auserwählten Menschen zugängig sei.

Einweihung bedeutet auch heute noch: Einen Schritt in etwas bisher nicht Bekanntes zu tun. Der Einweihende übergibt im Einweihungsritual dem, der in das Ge-*heim*-nis eingeweiht wird, bestimmte Regeln und Bedingungen, die er von nun an zu achten und eventuell weiterzugeben hat. Der große Sufi-Meister und Lebenslehrer Hazrat Inayat Khan beschreibt Einweihungen als einen Prozess: Mit Mut und Hoffnung einen ersten Schritt nach vorne zu tun – in einen bisher nicht betretenen Raum. Einweihungen sind, einfach ausgedrückt, der Erfahrung eines Menschen ähnlich, der nie schwimmen gelernt hat und sich zum ersten Mal in einen Fluss oder in das Meer begibt, ohne zu wissen, ob er in der Lage sein wird zu schwimmen oder fortgeschwemmt wird und ertrinkt. Die Einweihung enthält die Schwimmregeln und lehrt die Gesetze des Wassers.

Jeder Mensch hat in seinem Leben solche Einweihungen im weltlichen Sinn erfahren. Jeder hat in seinem Leben schon Situation und Stationen erfahren, wo er, im übertragenen Sinn, mit Mut ins Wasser sprang, darauf vertrauend, dass er lernt zu schwimmen. Es ist für manchen Menschen schwierig, sich in einen Weg einweihen zu lassen, den er mit seinen physischen Sinnen nicht erfassen kann. Meine Reiki-Einweihungen öffneten innere Tore in mir – und dafür bin ich unendlich dankbar.

Dankbarkeit ist das Gedächtnis des Herzens. Ich will an dieser Stelle meinem Dank Worte verleihen. Ich danke aus tiefstem Herzen meinen Eltern und den Menschen, die mich in Liebe und Verständnis auf meinem persönlichen Meisterschaftsweg begleiten, die mir erlauben, mich anzulehnen und mir Wärme schenken, sowie denen, die mich über meine Grenzen herausfordern, denn nur so habe ich meine Begrenzungen wirklich erfahren. Es wären viele Namen von Menschen, wollte ich sie alle einzeln nennen – und es wären sichtbare und unsichtbare Wesen, die mich auf verschiedenste Weise *das Ganze* erfassen lassen.

Ich empfinde Dankbarkeit für den Auftrag, über Aura-Soma-Essenzen zu schreiben. So musste ich jeden einzelnen *Schlüssel* in meine Hände nehmen und ging – wie könnte es anders sein – an meine persönlichen inneren Türen. In der gleichen Weise, wie ich die Essenzen und ihre energetischen Informationen angenommen habe, wurde ich in meinen Lebensphasen mit all meinen Stärken und Schwächen angenommen – von mir selbst und vom Universum.

Wahrhafte Dankbarkeit verändert irdische wie geistige Körper in ihrer Schwingung. Dankbarkeit heilt, denn sie lehrt Annahme und Wertschätzung dessen, was gerade ist. In tiefer Dankbarkeit, in Licht und Liebe möge das Folgende eine *Brücke* von Herz zu Herz sein.

2. Innere und äußere Meister

Öffnet euch nicht den Kräften, die euch
den Gral der Menschheit auf einem goldenen
Tablett darbringen. Es gibt keinen anderen
Messias als das Herz des Menschen.

Botschaft der Sternenbrüder

Vor einiger Zeit begegnete mir eine schöne Geschichte, deren
Verfasser mir leider unbekannt ist.

Das Märchen von der größten Kraft des Universums:
Ein altes Märchen erzählt von den Göttern, die zu entscheiden
hatten, wo sie die größte Kraft des Universums verstecken sollten, damit sie der Mensch nicht finden könne, bevor er dazu
reif sei, sie verantwortungsvoll zu gebrauchen. Ein Gott schlug
vor, sie auf der Spitze des höchsten Berges zu verstecken, aber
sie erkannten, dass der Mensch den höchsten Berg ersteigen
und die größte Kraft des Universums finden würde, bevor er
dazu reif sei. Ein anderer Gott sagte, lasst uns diese Kraft auf
dem Grund des Meeres verstecken. Aber wieder erkannten sie,
dass der Mensch auch diese Region erforschen und die größte Kraft des Universums finden würde, bevor er dazu reif sei.
Schließlich sagte der weiseste Gott: Ich weiß, was zu tun ist.
Lasst uns die größte Kraft des Universums im Menschen selbst
verstecken. Er wird niemals dort danach suchen, bevor er reif
genug ist, den Weg nach Innen zu gehen. Und so versteckten

die Götter die größte Kraft des Universums im Menschen selbst; und dort ist sie noch immer und wartet darauf, dass wir sie in Besitz nehmen und weisen Gebrauch davon machen. –

Diese Geschichte beschreibt die Wahrheit, dass nämlich jeder Mensch durch seinen göttlichen Funken als Geburtsgeschenk im Kontakt mit der universellen Schöpfungskraft *ist*. In unserem Wesenskern schlummert die große Liebe, die reine, unpersönliche Liebe. Mit ihr verbunden sind Qualitäten wie Vertrauen, Mut, Frieden, Humor, Glück, Weisheit und vieles mehr. Oft *werden* Menschen erst im Laufe ihrer Entwicklung das, was sie im Inneren *sind*.

Das klingt paradox, doch viele der tiefen Weisheiten sind paradox. Sie machen uns auf die Dualität der Dinge hier auf der Erde aufmerksam. Wie ein Buch zur selben Zeit mit seinem ganzen Inhalt existiert, ist es dennoch so, dass der menschliche Verstand sich Seite für Seite anlesen muss und sich das Ganze für ihn erst allmählich zeigt. Ein Teil unserer rechten Gehirnhemisphäre könnte dafür trainiert werden, ein Buch holographisch, also ganzheitlich zu erfassen. Es würde die Information als Schwingung aufnehmen, ohne die einzelnen Worte unserer Sprache zu lesen. Leider werden diese Fähigkeiten im jetzigen Schulsystem noch nicht genügend gefördert. Den Bildungswegen liegt exoterisches Wissen zugrunde, ein Wissen, das nachweisbar, reproduzierbar und jedem zugänglich ist. Es betrifft Tatsachen in der Außenwelt, die dennoch im Inneren des Menschen ihre Wurzeln haben. Esoterisches Wissen besteht aus überliefertem Wissen, das nach Einweihungen bestimmten Auserwählten zugänglich war. Die Zeit der Esoterik, der Einweihungen in der Außenwelt und der Geheimlehren scheint ein Ende zu nehmen. In dieser Zeit, in der unser *Bewusstsein mit allem verbunden* wächst, gibt es keine Trennung zwischen Verborgenem und Offenbartem mehr.

Jedem von uns ist das Innere als die Quelle reiner Herzensliebe zugänglich, wenn er sich nach innen wendet. Jeder von uns kann seine geheimen Räume ergründen. Das Wort Ge-*heim*-wissenschaft enthält den wichtigen Wortstamm. Ziel der Esoterik kann es nur sein, den Menschen in sein eigenes *Heim* als Quelle der größten Kraft des Universums zurückzuführen. Die wahren Reifeprüfungen und Einweihungen geschehen in unserem Alltag und durch andauernde Arbeit an uns selbst.

Wenn wir uns nach innen wenden und in die Tiefen in uns selbst einsteigen, bedarf es vor allem der *Motivation*. Sie ist die Kraft, mittels der wir nach innen gehen und uns auf das Ziel ausrichten. Der Verstand wird immer wieder prüfen, ob wir wirklich unsere Seelentiefen ergründen wollen. Unser Maß an Geduld wird geprüft und unsere Disziplin erprobt.

In all jenen Prüfungen war und ist mir hilfreich gewesen, im Kontakt mit meinem Höheren Selbst zu sein. Das wirkt wie ein Leitfaden für notwendige Kurskorrekturen. Das Höhere Selbst ist dabei die Verbindung zwischen Seele und Mensch. Nach meinem Verständnis ist es so, dass jede Verkörperung oder Inkarnation im Prinzip dann beginnt, wenn die unsterbliche Seele erkennt, welchen Aufgaben und welchen Themen sie sich in der irdischen Verkörperung stellen will. Das ist die Idee, der erste Funke. Darauf folgt, dass sich die Seele für die zu bewältigenden Themen die passenden Rahmenbedingungen auswählt. Dabei ist die Qualität der Zeit ebenso wichtig wie die Qualität der Kultur und der genetischen Information der Vorfahren oder der Eltern. Sie alle gestalten unsere Wirklichkeiten mit, und die familiären Sachzwänge und kollektiven Geschehnisse formen unsere ersten Lernmuster. Heute weiß man, dass die genetischen Faktoren den kleineren Teil der Auswirkungen bilden und die Umweltfaktoren und Erziehungsmuster weitaus mehr prägen als zuvor gedacht.

Unsere Seelen wissen allein, was für die Inkarnation die größte Herausforderung ist. Stehen wir im Kontakt mit der Seele, dann sind wir geführt und erkennen von innen heraus, was in der jeweiligen Lebenssituation zu tun ist. Sei es, dass das Leben bedeutet, unterschiedlichen Ängsten zu begegnen, sei es, dass uns das Leben loslassen lehrt.

Ein Aspekt des Höheren Selbstes bezeichne ich als den *inneren Meister*. Ich weiß, dass letztendlich alles eins und alles in allem enthalten ist. Diese Aufspaltung dient nur einem einfacheren, bildhaften Verständnis. Mein Höheres Selbst führt mich, und mein innerer Meister lehrt mich konkret einen sinnvollen Umgang mit den alltäglichen Anforderungen. Es gilt, das Leben zu meistern. Der innere Meister ist stets im Bezug zum eigenen Lebensweg zu sehen. Er steht mir zur Seite, wenn ich neue Kraftströme erfahre und sie zu gebrauchen lerne. Er unterweist mich in der Achtsamkeit mit Kräften, damit es mir nicht wie dem Zauberlehrling geht, der in Abwesenheit seines Lehrers die Mächte anrief und dann in Unwissenheit chaotische Zustände auslöste.

Ich erlebe meinen inneren Meister wie einen lichtvollen Begleiter, der mich auf neuen oder unsicheren Wegen begleitet. Licht ist Information, und wo Licht ist, weicht die Dunkelheit und damit die Unwissenheit. So mag ich Ebene für Ebene, Anteil für Anteil von mir erkennen und integrieren. So habe ich auch den *inneren Saboteur* kennengelernt, der dienstbeflissen die Aufträge ausführt, die ich ihm einst gab. Ich erlebe täglich aufs Neue, die einzelnen Stimmen in mir zu unterscheiden, ob nun der Meister in mir spricht, der Saboteur oder gar mein Perfektionist.

Mehr denn je ist mir bewusst, dass ich Spiritualität nur im Einklang mit meinem irdischen Körper leben kann, dass sie nicht etwas Abgehobenes ist und nichts außerhalb von mir, sondern verwoben mit jeder einzelnen Zellstruktur. Spiritualität findet ganz konkret im Alltag statt. Jeder Mensch, der mich psychisch berührt oder mich durch sein Handeln herausfordert, macht mich auf etwas in meinem Inneren aufmerksam.

Das Verbindende zwischen dem inneren Meister und mir ist die Liebe. Es ist die geistige Ebene der reinen Liebe, die von gegenseitiger Achtung und Wertschätzung genährt wird. Mein innerer Meister zwingt mich zu nichts, er fordert nichts von mir, sondern er ist immer da, *wenn ich als Schüler für ihn bereit bin.*

Wie es in meinem Bewusstsein den inneren Meister gibt, so gibt es auch *äußere Meister* oder Meister, die uns ganz real in der Außenwelt begegnen. Innere und äußere Meister stehen in Resonanz miteinander, sie korrespondieren in ihren verschiedenen Energiequalitäten. So ist zum Beispiel der Dalai Lama ein äußerer Meister und lehrt uns in seiner Verkörperung die absolute Gewaltlosigkeit, liebevolle Disziplin und vieles, was in Worten nur unvollständig auszudrücken ist. Äußere Meister sind Inkarnationen, die Energiefelder spezifischer Aufgaben oder Qualitäten stark repräsentieren (oder repräsentiert haben). Mutter Meera ist nach meinem Verständnis ebenso ein äußerer Meister. Die in Indien geborene Frau lebt heute bei Limburg in Deutschland und ist eine lebendige Inkarnation der Göttlichen Mutter. Das Bewusstsein Mutter Meeras und der Wille der Göttlichen Mutter sind eins. Sie lebt wahrhaftes Dienen und lehrt ohne Belehrungen – ohne Worte – einfach durch ihr Tun. Durch Mutter Meera erfährt man das göttliche Paramatman-Licht, das dem unendlichen Werk der Transformation dient. Sie hält wöchentlich sogenannte *Darshans*, in denen sie in aller Stille dem Menschen, der sich ihr öffnet, Licht und unendliche Liebe zuströmen lässt. Ihre Schönheit allein nährt. Ihr Dienen in aller Einfachheit lehrt Vertrauen. Bei ihr zu sein, sich ihrer Geborgenheit hinzugeben, sich von ihrem Licht berühren zu lassen, ist wie ein feinstoffliches Auftanken und Ausrichten, um dann wieder gestärkt in den Alltag zurückzukehren und das Erfahrene umzusetzen.

Das Lehrer-Schüler oder Meister-Schüler-Verhältnis ist, wie so manches in unserer dualen Welt, paradox. Je bewusster ich mich auf meinem persönlichen Meisterschaftsweg empfinde, umso mehr erlebe ich mich als Schüler. Phyllis Lei Furumoto, die Großmeisterin des traditionellen Usui-Systems von Reiki, sagt, dass wir mit der Reiki-Meister-Einweihung einerseits Vorbild und Lehrer für Reiki-Lernende sind, andererseits werden wir selbst Schüler auf einer anderen Ebene der Lebensschulung.

In der heutigen Zeit nennen sich viele Menschen in irgendeiner Form Meister. In der Abklärung, wer für mich ein wirklicher Meister ist, von dem ich lerne, ist mir die Antwort meines inneren Meisters oder meines Höheren Selbstes entscheidend. Diese lassen sich nicht blenden und in eine falsche Richtung *verführen*. Wahre Meister oder Lebensmeister respektieren den freien Willen des Menschen und setzen sich niemals über diesen hinweg. Wahre Meister führen aus Abhängigkeiten heraus und nicht hinein. Die Vielfältigkeit der Angebote, einen Lebenslehrer zu suchen, birgt die Gefahr, gutgläubiges Opfer von Sehnsucht und Täuschungen zu werden.

Die Aura-Soma-Meisteressenzen gehören in meinem Verständnis zu den äußeren Meistern. Wie es zu diesen Essenzen kam, erläutere ich im nächsten Kapitel. Wichtig ist mir, in diesem Zusammenhang klar zum Ausdruck zu bringen, dass man sich nicht vorstellen sollte, das Essenz-Fläschchen zu öffnen und dann erscheint der Meister, wie in der Geschichte Aladins mit der Wunderlampe. Wenn ich die Meisteressenz öffne und mich in Kontakt mit der Energie bringe, dann *öffne ich mich* für die Botschaften oder die energetischen Lehren des entsprechenden Meisters.

Alles ist in allem enthalten. Das geistige Gesetz der Resonanz durchdringt alles. Die Energien und Weisheiten des Dalai Lama, von Sathya Sai Baba, von Mutter Meera, von Christus, von El Morya und all den anderen auf dem Planeten Erde verankerten Meistern *sind in uns und um uns*. Die wahren Lehren der Buddhas, Meister und Lebenslehrer sind multidimensional und zur gleichen Zeit in Deutschland wie in Amerika und in China auf verschiedenen Energieebenen präsent. Jedes Wesen hat zu jeder Zeit Zugriff, das heißt, es kann sich für diese oder jene Botschaft öffnen. Nur unser manchmal beschränkter, weil dafür nicht trainierter Verstand zweifelt das an.

Mangelndes Vertrauen, Fokussierung auf Leid und Tod sowie der alltägliche Überlebenskampf lassen uns allzu oft glauben, das Leben sei eher ein Drama als ein Geschenk und eine große Chance. Zeit und Raum sind für die wahren Meister Illusion.

Im Prinzip sind diese Essenzen *Er-inner-ungen* an die Schwingungen im Universum. Die Frequenzen ihrer Energien bringen den Anteil in unserem Inneren in Resonanz oder verstärken sie. Das aktiviert eine Bewusstwerdung und die Erweiterung unseres Denk- und Gefühlsspektrums. Es braucht dennoch die klare Absicht und Motivation von uns, sich diesen Botschaften zu öffnen. Das Licht, das sie uns bringen, ist ihre jeweilige Botschaft, ihre spezielle energetische Frequenz. Es ist In-*form*-ation pur.

Licht ist Information und Liebe ist Schöpfung. Die Kommunion findet in unseren Herzen statt, und dem freien Willen obliegt es, sie in unser Handeln einfließen zu lassen. Wir sind es, die dafür die inneren Türen öffnen können, um uns von diesem Licht durchdringen zu lassen.

Die äußeren Meister stehen nicht *zwischen* dem Menschen und Gott, sondern Gott zeigt sich uns über diese Meister in verschiedenen Facetten, damit wir ihn besser erkennen können. Jeden wahren Meister kann man als eine Facette eines Diamanten betrachten. Was wir dann sehen, ist eine Facette, doch ist der ganze Diamant sowohl hinter dieser Facette als auch um ihn herum. Wir müssen nicht erst alle verschiedene Meisterstufen erreicht haben, bevor wir Gott erreichen! Wir erreichen Gott auf direktem Weg – und nur durch unser Herz.

Die wahren äußeren Meister sind nicht als Vorbilder da, damit wir so werden wie sie, sondern sie sind ein Vorbild dafür, wie sie in Hingabe und Herzensliebe ihre Quelle in sich gefunden haben und leben. Sie fordern durch ihr Sein auf, dass auch wir in uns selbst dieser Quelle vertrauen und kraftvoll aus ihr schöpfen und die täglichen Arbeiten in richtig verstandener Liebe ausführen. Die höchste Wahrheit ist, dass nichts außerhalb von uns liegt, weil alles in uns ist. Auch Machtgelüste und falsch-verstandene Macht liegen in uns. Kein Meister kann sie dauerhaft für uns lösen, sondern das kann nur jeder in sich selbst tun.

Georg Iwanowitsch Gurdjieff, der manchmal als ein Lebenslehrer, manchmal auch als Magier und Mystiker bezeichnet wird, drückte in einem passenden Bild das Spiel der Kräfte folgendermaßen aus: Der Körper des Menschen ist mit einer Kutsche zu vergleichen, die eingespannten Pferde sind dabei ein Symbol für die Triebe, die Wünsche und auch die Kraft. Der Kutscher oder Wagenlenker selbst steht symbolisch für den Verstand. Er muss mit Gefühl und Geschick die kraftvollen Pferde und den Wagen in Einklang bringen und das Ganze dorthin des Weges lenken, wo der Herr hin will, dem die Kutsche gehört und der symbolisch für das Höhere Selbst oder den inneren Meister steht.

Wenn der Wagenbesitzer, als die innere Führung, keinen Zielort bestimmt, wird der Kutscher machen, was er will oder orientierungslos durch die Gegend fahren. Wenn er also seine Arbeit nicht richtig versteht, wenn er seinen Willen nicht den Pferden mitteilen kann, dann machen die Pferde mit ihm und der Kutsche, was sie wollen. Auch wird deutlich, dass wir an den Meistern in der Außenwelt nur beispielhaft miterleben können, wie sie ihre Kutsche führen oder für welchen Weg sie sich entschieden haben. Es ist unsinnig, so zu werden, wie ein anderer Kutschenbesitzer ist; denn es ist nicht unser Lebenssinn, wie andere äußere Meister zu werden. Jeder von uns hat seinen inneren Meister in sich selbst. Die äußeren Meister können uns ein Beispiel sein für eine bestimmte Strecke unseres Weges.

3. Vicky Wall, Dev-Aura und Aura-Soma-Essenzen

Der größte Lehrer ist in Dir selbst.
Was wir anbieten, sind nur Anhaltspunkte.

Vicky Wall

Bevor ich von meiner ersten Begegnung mit Vicky Wall erzähle, will ich erwähnen, wie ich überhaupt zu ihr fand. Ich organisierte für meine Schweizer Freundin Esther Joy König spezielle Einzelsitzungen in meiner Praxis. Als sie im Herbst 1989 wieder einmal bei mir war, hatte sie die ganze Reihe der Aura-Soma-Meisteressenzen mitgebracht und in einem Halbkreis auf einem Arbeitstisch aufgestellt. Sie erweckten sofort meine Aufmerksamkeit, und sie fragte mich, ob ich eine wählen wolle.

Natürlich wollte ich das. Ich ließ mir einen Moment Zeit, schloss meine Augen und zog intuitiv eine blassgelbe Essenz – ihr Name war Lady Portia. Esther Joy sagte mir, dass ich einen Tropfen in meine Handinnenfläche und meine Pulsstelle am Handgelenk geben könne und zeigte mir, wie man die Essenz in die Aura einfächelt. Ich tat dies und war noch nicht ganz fertig, als ein urplötzlich auftauchender Ohrenschmerz wie ein scharfer Messerstich meine ganze Aufmerksamkeit auf sich lenkte. Ich war sehr überrascht, denn mit einer solchen Körperreaktion hatte ich nun gar nicht gerechnet. Ich erwartete wohl eher ein meisterlich-erhebendes Gefühl.

Mir kam sofort der Begriff *Gehorsam* in den Sinn und mir fiel ein, dass ich als Kleinkind viele Ohr-Probleme und einmal eine ganz schlimme Mittelohrvereiterung hatte, bei der das Trommelfell geöffnet werden musste. Im Prinzip waren es Bruchteile von Sekunden, in denen ich tief an einer Wurzel berührt war, die mir selbst meine Verhaltensweisen, wie Zuhören, Gehorsam-sein und so weiter, bewusst machten. Unmissverständlich erkannte ich Zusammenhänge, ohne eine Bewertung meines Lebens in der Vergangenheit. Ich hatte großen Respekt und Achtung vor dieser intensiven und überraschenden Wirkung.

Meine Freundin eröffnete mir, dass sie im folgenden Frühjahr nach England zu ihrem ersten Aura-Soma-Seminar fahren werde und fragte mich, ob ich ebenfalls daran Interesse hätte. Ich ließ mir ein paar Tage Zeit, aber meine innere Entscheidung war gefallen. Diese Essenzen hatten mein Interesse geweckt. Im März 1990 fuhr eine Gruppe Schweizer und Deutscher Therapeutinnen nach Tetford. Der Flug ging über London und dann einige Stunden mit dem Zug in den mittleren Teil Englands, nahe der Ostküste. Dort wurden wir am Bahnhof abgeholt und kamen alle recht gespannt und wissbegierig an.

Tetford ist ein keltisches Ringdorf und strahlt eine ganz besondere Atmosphäre aus, ebenso die große alte Villa mit dem verwunschenen Garten. Sie nannten dieses Seminarzentrum von Aura-Soma *Dev-Aura*. Viele der für die Essenzen verwendeten Heilpflanzen wuchsen hier. Etwas Heimeliges und Vertrautes umgab mich. Ich fühlte mich wie zu Hause angekommen. Noch bevor das Seminar anfing, hielten wir uns in einem Raum auf, der die ganze Farbenpracht von Aura-Soma wiedergab. Auf einem speziell angefertigten Gestell standen die zweifarbigen Glasflaschen der Balance-Öle, die unter der Beleuchtung strahlten und uns wortlos einluden, sie anzuschauen. Farben und Menschen wirkten ohne Worte und Erklärungen aufeinander.

Mike Booth, der Vertraute und Mitarbeiter von Vicky Wall, hieß uns willkommen; und nach dem Essen und dem ersten Kennenlernen begegnete ich dann zum ersten Mal Vicky Wall. Ich wusste nicht, ob ich eine reife Frau oder einen reifen Mann sah. Sie wirkte auf mich androgyn. Auf ganz harmonische Weise fühlte ich in ihr gegensätzliche Dinge vereint. Sie verfügte über eine unbeschreibliche Ausstrahlung. Wenn sie in der Nähe war, musste ich sie immerzu anschauen und hinspüren. Es ging ein Strom tiefer Liebe und Weisheit von ihr aus. Auch wenn ich in dem Seminar, das in englischer Sprache gehalten wurde, nicht alle Worte verstand, war ich mir sicher, dass sie und Mike Booth den Inhalt auch ohne Worte vermittelten.

Auch Mike Booth ist nach meinem Empfinden ein Mensch, der weiß, der mit seinen Augen hinter die Fassade schaut und das Wesentliche erkennt. Er ist jemand, der ohne viele Worte viel mitteilt. Es waren jedesmal tiefe innere Erlebnisse, ja Reifungsschritte in Dev Aura. Schon in dem keltischen Dorf oder auf den umgebenden Hügeln spazierenzugehen, war eine Erfahrung, die zum Seminarinhalt gehörte. Dev-Aura ist ein Ort, an dem sich mir Tore öffneten, an dem ich mich auf neue Entwicklungsebenen einfand, wo ich dem Tages-Bewusstsein verborgene Anteile in mir selbst wiederentdeckte, mich vertraut und im Universum der Farben und Kräfte heimisch fühlte.

Nach diesen intensiven Tagen kehrten alle Teilnehmerinnen erfüllt nach Hause zurück. Wir empfanden, ganz unabhängig voneinander, dass wir sehr bald noch einmal zu Vicky Wall wollten – und organisierten das auch. Im August des gleichen Jahres erweiterten wir unser Wissen und ergänzten unsere persönlichen Erfahrungen in Dev Aura. Wir hatten alle – unausgesprochen – das Empfinden, dass Vicky Wall nicht mehr sehr lange in ihrer Körperhülle bleiben würde. Und so war es denn auch keine Überraschung, als wir erfuhren, dass Vicky Wall im Januar 1991 ihre Seinsebene wechselte und ihren kranken Körper verließ.

Auch wenn sie körperlich nicht mehr unter uns ist, spüre ich sie dennoch energetisch. Ihre Weisheit und ihre Liebe sind für mich noch immer fassbar. Ihre Arbeit und das, was sie ins irdische Leben gerufen hat, wird durch Mike Booth weitergetragen und erweitert. Wenn ich jetzt über Aura-Soma schreibe, spüre ich sie bei mir. Ich sehe ihre zuweilen strengen Gesichtszüge, dann wieder ihr liebevolles und lächelndes Gesicht.

Wenn ich im Folgenden über Vicky Wall und ihre Aura-Soma-Arbeit schreibe, ist es mir wichtig, mit ihr und Mike Booth in energetischer Verbindung zu stehen, um das, was sie sagte und tat, in unverfälschter Weise wiederzugeben. Mike Booth und ich nannten dies in einem Gespräch: *To be on a mental line* – in geistiger Verbindung zu stehen. Ich vertraue meiner inneren Führung, mit Vicky Wall und Mike Booth in mentaler Resonanz zu schwingen.

Vicky Wall war das siebte Kind eines sehr spirituellen Vaters, der sie von Kindheit an darin unterstützte, ihre Intuition zu entwickeln und ihren Erfahrungen zu vertrauen. Ihr Vater war ein Meister der Kabbala, das Wort *Kabbala* kommt aus dem Hebräischen und bedeutet *Überlieferung einer sonst verschollenen Erkenntnislehre der jüdischen Mystik*. Vicky Wall war von Beginn ihrer Inkarnation an hellsichtig und suchte sich durch ihren Vater die Umgebung und Unterstützung, die sie zur Ausführung ihrer Seelenaufgaben benötigte.

Ihr Leben stellte sie sehr in den Dienst der Menschheit und arbeitete bei einem Pharmazeuten in einer Apotheke und dann als Fußpflegerin in eigener Praxis, wo sie Menschen mit ihren heilenden Händen und ihren eigens hergestellten Mixturen behandeln konnte.

Mit zunehmendem Alter wurde ihr mehr und mehr das äußere Augenlicht entzogen – sie wurde blind. Ihre Hellsichtigkeit blieb. Sie erzählte in einem der Kurse, dass sie zunächst mit Gott gehadert hätte. So oft hätte sie der Menschheit gedient und so vielem entsagt, warum sie denn nun mit Blindheit gestraft werden würde. Je mehr sie aber mit ihrer Hellsichtigkeit gearbeitet und ihr vollends vertraut hätte, umso mehr habe sie das Geschenk und den Auftrag ihrer Hellsichtigkeit wertgeschätzt. In einem Herzen, das wirklich versteht, gibt es so etwas wie *Strafe* nicht.

1984 geschah es dann. Vicky Wall war damals sechsundsechzig Jahre alt, als sie sich in ihren täglichen Meditationen geführt fühlte, bestimmte Essenzen in speziellen Glasflaschen zu mischen. Sie erzählte einmal, dass sie schon immer sehr gerne Tinkturen zusammengemischt hätte. So sei sie zunächst nicht verwundert gewesen; dennoch waren diese neu geschaffenen Mixturen etwas ganz Besonderes. Sie verstand zuerst noch nicht, wofür diese bestimmt waren.

Der Inhalt der Flaschen bestand zur Hälfte aus einer öligen und zur anderen Hälfte aus einer alkoholischen Flüssigkeit. Beide hatten verschiedene Farben. Durch Schütteln ergab sich kurzzeitig eine gemischt-farbige Emulsion, die sich dann wieder in ihre Bestandteile und ihre Farben trennte. In der alten ägyptischen Kultur wurden ähnliche Mischungen als Schönheitstinkturen hergestellt, weil die Haut diese Mischung besonders leicht aufnimmt. Vicky Wall dachte zunächst, es könnten solche Schönheitsmischungen sein, die dazu noch mit den Kräften der Farben verbunden seien. Sie erkannte nach und nach, dass sie der Schönheit und dem Heilwerden der Seele dienen sollten und entwickelte immer neue Farbkompositionen, wie Blau über Gelb, Rot über Grün und so weiter. Inzwischen gibt es einhundertundacht verschiedene Balance-Farbkombinationen.

Vicky Wall war aufgrund ihrer Seelenqualitäten, ihrer Sensitivität und ihrer Erfahrungen dazu auserwählt, geistige Kräfte als Informationen mit der dichten irdischen Ebene in Form von mineralischen und pflanzlichen Essenzen zu verbinden. Licht als Information und Liebe als Schöpfungsenergie. Sie vermochte es, in ihrer Liebe zur Menschheit, geistige Qualitäten zu materialisieren. Sie verknüpfte zwei Dimensionen, indem sie die Information einer anderen Dimension in natürlich vorkommende Flüssigkeiten einfließen ließ.

Der Name Aura-Soma wurde ihr ebenfalls eingegeben und bezeichnet die Feinstofflichkeit der Aura als Nicht-Materialität im Zusammenhang mit der Stofflichkeit und Materialität des Körpers. Das Wort *Aura* kommt aus dem Lateinischen, von Aurora, der römischen Göttin der Morgenröte. Das Wort *Soma* heißt im Griechischen *Körper* und im Sanskrit *lebendige Energie*. Vicky Wall übersetzte *Aura-Soma* als *das Licht, manifestiert in lebendigen Energien*. Geist und Materie in einem, oder stofflich gewordener Geist und spiritualisierte Materie in einem.

Die Aura-Soma-Essenzen wirken auf die feinstofflichen Körper ebenso wie auf die grobstofflichen, also auf den Kausal-, Mental- und Astralkörper. Da diese in der Zeit unseres irdischen Lebens untrennbar miteinander verwoben sind, wirken sie auch auf den materiellen Körper, die Organsysteme und jede einzelne Zelle. Verändert sich das Zellbewusstsein, so wirkt sich das umgehend auf die Aura aus und umgekehrt.

Vicky Wall vertraute ihrer inneren Führung und schenkte ihre Neuschöpfungen der Menschheit. Sie präsentierte die Balance-Öle auf Ausstellungen, von ihrer Freundin und Kollegin Margaret Cockbain begleitet. Beide nahmen überraschend die Rückmeldungen von Interessenten entgegen, die sich von den farbigen Kombinationen angezogen fühlten. Vicky Wall stellte fest, dass sich die Menschen gemäß ihren individuellen Auren die passenden oder ergänzenden Farben in den Balance-Ölen wählten. Die Farben und Informationen der Aura-Soma-Essenzen korrespondierten mit den Farben der menschlichen Aura, und es gab Heilreaktionen auf der körperlichen und der geistig-seelischen Ebene.

Die Qualität der Farbe, die der Mensch intuitiv und ohne den bewussten Verstand wählte, war in Resonanz mit der eigenen Qualität seines Wesenskerns. Die gewählte Farbe verstärkte oder erweckte etwas. Etwas, was der Mensch zum Ganz- oder Heil-Werden brauchte. In ihrer Hellsichtigkeit sah Vicky Wall, wie die Aura-Farben des Menschen mit den von ihm ausgewählten Balance-Ölen übereinstimmten. Das ist eine alte, vielleicht in einigen von uns verschüttete Weisheit, die schon im Tibetischen Totenbuch wiederzufinden ist: Das innerste Wesen eines Menschen drückt sich in einer Farbe aus. Deshalb gibt es seit Urzeiten Farbtherapien in den verschiedensten Variationen. Der Mensch weiß in seinem Inneren von der Heilkraft der Farben und wendet sie intuitiv in seinem Alltag mehr oder weniger bewusst an. Wie wir uns kleiden, wie wir die Umgebung gestalten, welche Farben wir essen, all das spielt eine Rolle. Das elektromagnetisch gesehen langwellige Rot hat auf den Wesenskern des Menschen eine andere Wirkung als das kurzwellige Blau, dieses wiederum zeitigt eine andere Wirkung als das Grün. Die Wirkungen der einzelnen Farbenergien werden im nächsten Kapitel der Chakra-Pomander genauestens beschrieben.

Vicky Wall war es wichtig mitzuteilen, dass die Farbwirkungen über die Wechselwirkungen mit dem elektromagnetischen Feld hinausgehen und Entwicklungen auf anderen Seinsebenen veranlassen, sofern der Mensch bereit dazu ist, denn die Bereitschaft und gar die innere Erlaubnis des Betreffenden zur Heilung liegt allem zugrunde.

Es war eine Fügung des Schicksals, dass sich Vicky Walls und Mike Booths Lebenswege im selben Jahr, 1984, kreuzten. Er ist, wie Vicky Wall es auch war, ein tiefer Mensch. Bis zu jenem Zeitpunkt studierte er Kunst und Erziehungswissenschaften und arbeitete viele Jahre als Künstler und Management-Trainer. Er hat Kenntnisse in der Homöopathie und im Buddhismus. Nach der Begegnung mit Vicky Wall wirkten sie fortan zusammen und ergänzten sich in ihrer Arbeit. Sie sagte einmal über ihn, dass er ihr seine Augen leihe. Er unterstützte sie in ihrer geistigen Arbeit und auch körperlich, denn Vicky Wall war durch Diabetes mellitus (Zuckerkrankheit) und eine durch einen Herzinfarkt überstandene Herzschwäche zunehmend auf Hilfe angewiesen. Als sie in ihrem tiefsten Inneren wusste und darauf vertrauen konnte, dass die Arbeit, die sie in die irdische Welt hineingebar, weitergetragen würde, konnte sie diese Welt verlassen.

Noch während der gemeinsamen Zeit von Vicky Wall und Mike Booth wurden neben immer neuen Farbkombinationen von Balance-Ölen auch die Pomander und Quintessenzen geboren. Schon während meines ersten Aufenthaltes in Dev Aura war mir klar, dass es meine Aufgabe sein würde, mit den Pomandern und Meisteressenzen zu arbeiten. Ich werde nur in kurzer Beschreibung auf die Balance-Öle eingehen, dazu gibt es für Interessenten Lesematerial von Mike Booth (siehe Anhang).

Die immer größer werdende Anzahl von speziell dafür ausgebildeten Aura-Soma-Beratern, die die Anwendung der harmonisierenden Farbtherapie initiieren und begleiten, spricht für den geistigen Hunger der Menschen nach diesem schönen und tiefen Heilungsweg.

Das Wissen der Aura-Soma-Pomander und Quintessenzen passte wie ein fehlendes Puzzle-Stück in mein Weltbild von Therapie und Heilung. In meiner naturheilkundlichen Praxis arbeitete ich schon seit Jahren mit der Klassischen Homöopathie, Edelsteintherapie, Bachblüten und Reiki in Verbindung mit klärenden und bewusst machenden Gesprächen.

Diese zwei Aura-Soma-Produkte von den drei möglichen konnte ich inhaltlich wunderbar in meine Arbeitsmethoden eingliedern. Sie sind ein ergänzendes und vertiefendes Geschenk für mich und meine Art der Arbeit. Die Anwendung der Balance-Öle stellt für mich eine weitere Arbeitsmethode dar, die ich zusätzlich zu meinen bestehenden Methoden noch nicht aufgenommen habe. Der Schwerpunkt dieses Buches liegt jedoch auf den Pomandern und Meisteressenzen.

Von dem, was Vicky Wall über die Farben und ihre Wirkungen erzählte, war mir vieles schon vertraut, was ich in den Jahren meiner persönlichen Arbeit mit mir selbst und der Arbeit in der Praxis mit den farbigen Edelsteinen erfahren habe. Die heilenden Kräfte der Edelsteine und Kristalle wirken durch ihre verschiedenen Formen, ob naturbelassen oder geschliffen, durch ihre Beschaffenheiten, ob dicht, durchscheinend oder klar, und nicht zuletzt durch ihre Farben. Ein tiefroter Jaspis belebt und wirkt auf einer anderen Ebene als ein grün-blau strukturierter Chrysokoll oder gar ein klar violetter Amethyst.

Über die Farbqualitäten der Edelsteine fand ich Zugang zu der damit verwobenen Weisheit des ganzen Lichtspektrums. Das Licht ist im Prinzip eins. Ich stelle es mir so vor, dass die Aufgliederung in die einzelnen Spektralfarben nur unserem menschlichen Verständnis dient. Das Blau im Regenbogen existiert nicht alleine, sondern bleibt immer Teil des ganzen Lichtes. Über das Blau, zum Beispiel über die blauen Edelsteine und blaue Aura-Soma-Essenzen, erfahre ich die eine Energiequalität besonders gebündelt und intensiv. Alle Farben bilden die *Apotheke des Lichtes*.

Farben sind für uns wie Botschaften, die tiefe Weisheiten enthalten. So wie eine Facette nur ein Teil des ganzen geschliffenen Edelsteins ist. Vicky Wall sagte einmal, dass die Farben wie Tore sind, durch welche die entsprechende Weisheit in uns eintreten kann. Die Wellenlänge einer Farbe sei wie ein Schlüssel, der den Körper an der richtigen Stelle und zur richtigen Zeit aufschließen kann.

Es war daher für mich sehr stimmig, als ich erfuhr, dass Vicky Wall auch Edelstein-Energien in ihre Essenzen mischte. Edelsteine und Kristalle sind in den Schöpfungsprozessen gewachsene Materie und im Werden und Reifen mit allumfassender Liebe und der Weisheit der Natur durchdrungen. Sie sind Botschafter des mineralischen Reiches, so wie die Heilkräuter die Botschafter des Pflanzenreichs sind. Alle dienen einer Sache – der Gesunderhaltung, der Heilung und der Bewusstseinsschulung in den symbiotischen Beziehungen mit dem Universum.

Die Balance-Flaschen waren das erste Geschenk, das sich in Vicky Walls Führungen zeigte.

Wessen Interesse für die Balance-Flaschen geweckt wurde und wer mehr über die Auswirkungen dieser Farbkombinationen wissen will, kann Kontakt mit einem ausgebildeten Aura-Soma-Berater aufnehmen, um die Farbpalette im Ganzen zu erfassen.

Die Aura-Soma-Pomander entstanden dann im April 1986 in ähnlicher Weise wie die Balance-Öle. Vicky Wall bekam eine innere Anweisung, ihre bis dahin lange gesammelten und gehüteten Pflanzen- und Blumenelixiere in eine spezielle Alkoholmischung zu geben. Wieder erfüllte sie den inneren Auftrag ohne genaues Wissen wofür und warum. Sie vertraute und erlebte dann während einer Ausstellung mit Mike Booth in Dänemark, zur Zeit des Tschernobyl-Unglücks, wie stark der harmonisierende Effekt des gerade geborenen ersten weißen Pomanders war. Er reinigte und verbesserte die schlechte Atmosphäre deutlich.

Vicky Wall erkannte, dass die Balance-Öle durch direktes Auftragen auf die Haut oder Aufnehmen der Farbqualität über die Augen die persönlichen Themen eines Menschen harmonisieren. Die Pomander wirken nicht direkt über die Haut, sondern über das ätherische Feld der Aura. Dazu gibt man drei Tropfen in die Handfläche, verreibt diese und fächelt sie in die Aura eines Menschen ein oder verteilt sie in einem Raum. Der Ausdruck *Pomander* bezeichnet eine Methode, Düfte für Schutz- und Heilzwecke zu verwenden. Das Wort *Pomander* wird auch mit *Duftkugel* übersetzt. Bei den Pomandern ist nicht nur die Energie der Farbe wichtig, sondern auch ihre Duftkomposition.

Ich erinnere in diesem Zusammenhang an die alte Kunst, etwas auszuräuchern oder den Duft heilbringender Kräuter einzusetzen. Die Aromatherapie verbindet sich hier mit der Farbtherapie. Ich erwähnte schon, dass Vicky Wall es liebte, Mixturen herzustellen und verschiedene Anteile zu mischen. In den Pomandern kommt das ganz besonders zum Tragen, denn sie beinhalten jeweils neunundvierzig Anteile. Sie liebte die Zahl sieben, da sie es als symbolisch ansah, das siebte Kind eines siebten Kindes zu sein. Auch ihr Vater war das siebte Kind in seiner Familie.

Pflanzen und Blumen waren für Vicky Wall lebendige Energie. Sie sprach mit ihnen und hatte von ihrem Vater gelernt, keine Blume unachtsam zu pflücken, sondern nur dann, wenn durch die Blume ein Bedarf gedeckt werden konnte. Ihr Vater lehrte sie: Das Leben ist zu achten und nicht dazu da, um verschwendet zu werden! Sie behandelte gepflückte Pflanzen oder Blumen als Wesenheiten, die sich in Selbstlosigkeit verschenken oder sogar opfern. In Vicky Walls Essenzen würden sie weiterleben. Sie sprach von reinkarnierten Energien der Blumen in den Tinkturen, denn ihr Wesen und ihre Qualitäten lebten durch die Aura-Soma-Schöpfungen weiter.

Noch heute wachsen die Pflanzen, die für die Herstellung der Pomander gebraucht werden, zum Teil im Garten von Dev Aura. Wenn Essenzen oder ätherische Öle als Duftstoffe genutzt werden, arbeitet Aura-Soma mit Produktionsgemeinschaften, von denen gewährleistet ist, dass die Pflanzen mit großer Sorgfalt und im Einklang mit ihren Lebens- und Reife-Rhythmen behandelt werden und ebenso die Ernteprozesse nach naturgemäßen Gesetzmäßigkeiten ablaufen.

Das für die Aura-Soma-Produkte verwendete Wasser wird eigens dafür energetisch ausbalanciert und mit ultraviolettem Licht keimfrei bestrahlt. Das Träger-Öl für die Balance-Öle ist ein spezielles neutrales Pflanzenöl. Das Hineinbringen der spirituellen Lichtinformation, also das energetische Wesen der Farbe, in die Flüssigkeit geschieht durch einen energetischen Prozess.

Es mag für Zweifler erst recht Skepsis wecken, wenn man mit dieser Art und Weise noch keine Erfahrungen gesammelt hat. Dieser energetische Prozess besteht darin, dass sich Vicky Wall, beziehungsweise jetzt die Menschen in Dev Aura, die die Tinkturen und Trägerstoffe bearbeiten, als Vermittler oder Kanal zur Verfügung stellen, so dass höhere Lichtwesen durch ihren Körper arbeiten können. Ein Mensch ohne diese spirituelle Verbindung zu höheren Dimensionen wäre nicht fähig, ein solches Werk zu vollbringen. Es bedarf dazu der absoluten Bereitschaft, sein individuelles Ego zurückzustellen und dem Höheren Selbst den aktiven Raum zu überlassen. So als wirkten äußere Meister im Einklang mit dem inneren Meister und arbeiteten in einer produktiven Einheit.

Auch das Einbringen der Edelstein-Energien geschieht auf energetischem Weg – und zwar durch eine kabbalistische Invokation. Das ist ein kraftvolles Ritual der Anrufung mit Worten, bei der die Energien des Kristalls oder des farbigen Edelsteins übertragen werden. Auch das geht nicht allein mit dem menschlichen Willen, sondern erfordert von dem, der diesen Vorgang ausführt, dass er sich auf spezielle Faktoren einstimmt.

Ich habe bei einem Aufenthalt in Dev Aura eine Invokation an mir selbst durch Vicky Wall und Mike Booth in Verbindung mit dem Meister Maha Chohan erlebt und erzähle diese Geschichte in der Beschreibung dieser Quintessenz. Es ist in vielen Dingen so, dass ich sie erst dann wirklich begreifen konnte, als ich es persönlich erlebte.

Manchmal ist es im Leben sinnvoll, etwas einmal stehen zu lassen, ohne es mit dem Verstand zu zerpflücken. Es gibt viele Geschehnisse, die im Grenzbereich von Nachweisbarkeit liegen, dennoch sollten wir sie nicht als unwahr abtun, sondern offener für neue Methoden werden, die uns die Wahrheiten wirklich zeigen. Mit der modernen Form der Hochfrequenz-Fotografie, der Kirlian-Fotografie, kann ein energetischer Vorher- und Nachherzustand (im Falle einer Invokation) sichtbar gemacht werden.

Den Inhalt der Meisteressenzen oder Quintessenzen zu beschreiben, wird nun noch herausfordernder für den kritischen Verstand, beziehungsweise noch stimmiger für die, die ihrer eigenen Weisheit, aus dem Inneren kommend, vertrauen. Die Aura-Soma-Meisteressenzen gibt es als zweifarbige Balance-Öle in Glasflaschen und in der alkoholischen Flüssigkeit eines Pomanders im Kunststoff-Fläschchen.

Ich gestehe, dass ich in meinem ersten Kontakt damit auch meine Schwierigkeiten hatte zuzulassen, dass solche wertvollen Meisterschwingungen in Kunststoff-Fläschchen gehandhabt werden. Mit englischem Humor hieß es, dass sei doch ganz praktisch. Die kleinen Quintessenz-Fläschchen könnten so in Rock- und Hosentasche oder in der Handtasche stets mit sich getragen und in ganz einfacher Form angewendet werden, und wenn es sein müsse auch sehr diskret. Stimmt. So habe ich es dann auch erlebt.

Die Meisteressenzen gibt man, ähnlich dem Pomander, auf die Haut, und zwar auf die Pulsstelle am Handgelenk und eventuell noch einen Tropfen in die Handfläche, und fächelt die Essenz in der Nähe des Körpers in die Aura. Ich atme den Duft und die Information ein und öffne mich der speziellen Botschaft. Ich kann dies ganz diskret tun, zum Beispiel auch in einer Situation kurz vor einem Vortrag, wenn alle mich schon erwartungsvoll anschauen, oder in einer kurzen Pause während eines schwierigen Gesprächs. Dann gebe ich nur einen Tropfen der gewählten Essenz auf den Puls und halte meine Hände unauffällig vor das Chakra, dessen Kraft ich in der Situation stärken oder gar schützen will, zum Beispiel vor dem Herz-Chakra oder dem Solarplexus.

Die Meisteressenzen als Balance-Öle sind meist nicht zweifarbig, sondern hier begegnen sich Hellblau über Hellblau als ölige und alkoholische Flüssigkeit, oder Smaragdgrün über Hellgrün. Ich nenne die entsprechenden Farben bei der jeweiligen Beschreibung.

Die alkoholischen Quintessenzen bestehen, wie die Pomander, aus neunundvierzig Pflanzenextrakten und Edelsteinschwingungen und – und das unterscheidet sie von den Pomandern – der informativen Botschaft als Energie eines Meisters. Sie tragen zusätzlich die Impulse eines Energiefeldes in sich, wie zum Beispiel in Serapis Bey die der grundsätzlichen Reinigung, oder bei El Morya der Aspekt des geistigen Wissens.

Wenn in den Beschreibungen der Quintessenzen manches noch *vermenschlicht* klingt, sind das noch vereinfachende Beschreibungen in Form eines im Allgemeinen gängigen Bildes oder Vergleiches. Die alte Art der *bewährten* Formulierungen wird mehr und mehr erneuert, denn ein beispielhaftes Bild trifft nie die ganze Wahrheit, und jeder Vergleich hinkt.

Die Meister- oder Quintessenzen wirken auf noch differenzierteren Ebenen als die Pomander und *erschließen neue Ebenen* oder gar Dimensionen. Mit *differenzierteren Ebenen* sind *höhere* wie auch *tiefere* gemeint. Höher sollte nicht länger als *abgehoben* und tiefer nicht länger als *nieder* übersetzt werden. Es gibt eine heilsame Hierarchie nach oben genauso wie nach innen/unten – keine ist besser oder schlechter als die andere.

Die Quintessenzen sind Erinnerungen daran, dass alles Wissenswerte für äußere Lebenssituationen und innere Lebenseinstellungen um uns herum und in uns da ist. Wir brauchen uns als Mensch oder Suchender nur dafür zu öffnen, beziehungsweise der Schwingung erlauben, im *Einklang mit uns selbst* mitzuschwingen. Vicky Wall nannte sie auch scherzhaft: „Den heißen Draht zum Himmel."

Ich vergleiche die Meisteressenzen in vereinfachender Weise manchmal mit einer homöopathischen Hochpotenz. Es ist keine Materie, die da auf uns wirkt, sondern nur Informationen oder Impulse. Sie sind wie ein Schlüssel zu einer bisher verschlossenen Tür. Im übertragenen Sinn erhalten wir von einem Meister den Schlüssel: Das Aufschließen, Hineinschauen und Hineingehen müssen wir selbst beitragen. Wenn wir dann unsere mentalen Widerstände aufgelöst haben, werden wir feststellen, dass es in uns gar keine verschlossenen Türen gab! Die Meisteressenzen stimmen uns auf die entsprechenden Wellenlängen ein, und bei diesen speziellen Energien bedarf es schon einer Feineinstellung, damit Sender und Empfänger richtig funktionieren.

Ein Sprichwort sagt, der Teufel könne uns kein Haar krümmen, wenn wir ihn nicht dazu einladen würden. Wenn wir *geistige Lebensmeister* nicht vermenschlichen und ihnen keine Attribute wie Übergriff und Manipulation anheften, ist es auch nicht möglich, dass wir durch die Wirkungen der Essenzen irgendwohin kommen, wohin wir selbst nicht wollen.

Es ist der freie Wille des Einzelnen, wenn sich Menschen wie Vicky Wall und andere in Konzentration und innerer Bereitschaft als vermittelnder Kanal zur Verfügung stellen, damit diese energetischen Kraftfelder erkannt, angenommen und genutzt werden.

Meisterliche Unterstützungen dieser Art können uns auf den unterschiedlichsten Wegen begegnen, die Aura-Soma-Essenzen sind eine Möglichkeit davon. Sie unterstützen uns in unserer jetzigen Lebensphase und zeigen uns, wie wir uns für das Neue Zeitalter vorbereiten können. Veränderungen werden kommen. Wir können nur üben, uns auf höhere, tiefere und differenziertere Energien vorzubereiten, damit die Schwingungsfrequenzen unserer Zellen, Organe und Organsysteme höher (im Sinne von schneller) werden und wir im stimmigen Einklang von Materie und Spiritualität schwingen.

4. Die farbigen Pomander

Denke daran: Du kannst nicht verlassen,
was Du nicht kennst. Um jenseits Deiner
selbst zu gelangen, musst Du Dich selbst kennen.

Sri Nisargadatta Maharaj

Die Aura-Soma-Pomander wirken durch ihre Farben, ihren
Duft und ihre Edelstein-Energien ganz besonders intensiv
auf unsere Chakras, die energetischen Zentren in unserem
feinstofflichen Ätherleib. Ein Chakra kann man sich als drei-
dimensionales pulsierendes Rad vorstellen, das rhythmisch
vom Zentrum her nach außen hin kreist. Dabei versprüht es
ständig Energie, wie das Bild einer Quelle, die überläuft und
die entsprechende Schicht der feinstofflichen Körper versorgt.
Die Chakras sind Kraftzentren oder Brennpunkte. Sie nehmen
Energieschwingungen aus dem Kosmos und von der Erde auf
und verändern oder transformieren sie in für den Körper und
den Geist brauchbare Energie. Es sind energetische Umschlag-
plätze, wichtige Brennpunkte zwischen Körper und Geist.

Die sieben Haupt-Chakras liegen entlang der Wirbelsäule
und werden vom ersten im Beckenbodenbereich bis hin zum
siebten über dem Scheitel im Rahmen der Pomander-Be-
schreibungen erwähnt.

Im Körper gibt es auch zahlreiche Neben-Chakras, zum Beispiel in den Handflächen, auf den Fußsohlen, an den Knien
und so weiter.

Die energetische Verbindung, die unsere einzelnen Chakras untereinander versorgt, ist der Lebensstrom. Er fließt in allem Lebendigen und schwingt in Resonanz mit der individuellen Seelenschwingung. Es kann vorkommen, dass durch körperliche Symptome oder starke Gefühle, wie Angst und Zorn, der Lebensstrom eingeengt oder gar im Fluss abgelenkt wird und sich staut.

Die farbigen Pomander sind hierbei wundervolle Hilfen, mit den Energiefrequenzen der Farben, Düfte und Edelsteine die erforderliche Hilfe anzubieten, um den Lebensstrom wieder in einen gesunden Fluss zu bringen. Werden die einzelnen Chakras vom Lebensfluss durchströmt, spüren wir das oft als aktive Lebensenergie.

Von Vicky Wall lernte ich, die Pomander vor allem als *Schutz für die Aura* anzuwenden. Wenn Balance-Öle auf den Körper aufgetragen werden, *arbeiten sie* auf verschiedenen energetischen Ebenen. Um sich in solchen Öffnungsprozessen geschützt zu fühlen, empfahl Vicky Wall die zusätzliche Anwendung in diesen Verarbeitungs- oder Entwicklungsprozessen. Die Pomander wirken jedoch auch ohne die Verbindung zu anderen Aura-Soma-Produkten.

Die Pomander bieten ihre Kräfte an, sei es, dass wir die Kraft benutzen, um unsere Aura nach außen hin zu stärken, oder sei es, dass wir der Kraft erlauben, nach innen zu wirken, wo sie entsprechende Lebensthemen bestärkt. Oft gehen diese Wirkungen nach außen und nach innen Hand in Hand. Begleiten wir mit unserer Aufmerksamkeit solche Prozesse, dann geben wir selbst Kraft, Liebe und Verständnis dazu, und die Verarbeitung kann dadurch beschleunigt oder eben sehr bewusst werden. Alltägliches Funktionieren und spirituelles Wachsen laufen zeitgleich ab. Sehen wir die täglichen Anforderungen als geistige Herausforderungen und Entwicklungschancen an. Leben wir Spiritualität ganz konkret in unserer Realität. Die

Pomander sind Unterstützungen gerade für den *spirituell ge-lebten Alltag.*

4.1   Der rubinrote Pomander

Wie sehr irren sich jene, die da glauben,
ein hohes Geistleben zu führen,
während ihr Körper in Müßigkeit
und Überfluss dahinlebt:
der Körper ist stets der erste Schüler der Seele.

Östliche Weisheit

Die Farbe des rubinroten Pomanders ist ein tiefes, dunkles Rot, er duftet holzig, erdig und würzig. Seine ätherischen Öle sind Zeder und Lorbeer, seine Edelstein-Energien entstammen unter anderem dem Granat, dem Rubin, dem Blutstein und dem Karneol.

Bei der Beschreibung der einzelnen Pomander beginne ich gleich mit der einzigen Ausnahme, dass ich zwei Farben unter der gleichen Rubrik beschreibe. Der rubinrote und der rote Pomander wirken auf das gleiche Energiezentrum. Der Unterschied ihrer Wirkung liegt darin, dass der rubinrote noch *extrem stärker* wirkt als der rote. Während der rote Pomander im alltäglichen Gebrauch sinnvoll ist, sollte der tiefrote in persönlichen Extremsituationen und zum Beispiel auch für den Schutzaufbau und die Reinigung von Räumen verwendet werden.

4.2. Der rote Pomander

Wachstum ist das Gefühl, dass das Uranfängliche
zu seinem Ursprung in die Ewigkeit drängt.

Verfasser unbekannt

Der rote Pomander duftet fruchtig, würzig bis erdig, seine
ätherischen Öle entstammen dem Sandelholz, dem Wacholder
und den Nelken, seine Edelstein-Energien bestehen aus dem
Granat und dem Rubin.

Die roten Pomander wirken am intensivsten auf das Ba-
sis- oder Wurzel-Chakra im Beckenbodenbereich und auf die
dichtesten Strukturen des Körpers, wie zum Beispiel auf das
Skelettsystem. Sie *erden am stärksten von allen anderen und
verleihen den wirkungsvollsten Schutz.* Mit ihrer Kraft spürt
man den Boden wieder unter den Füßen – und wer wieder in
seiner Kraft ist, wird zur rechten Zeit richtig handeln.

Ihre Farbenergien erhalten die roten Pomander aus dem lang-
welligsten Frequenzanteil des Lichtspektrums – und obwohl es
im Prinzip das langsamste Feld der Lichtwellen ist, bedeutet es
für uns das am intensivsten *vitalisierende.* Man kann sich das
so vorstellen, dass das Langsamste aus dem Lichtspektrum immer noch um einiges schneller schwingt als unsere körperliche
Materie oder das Wurzel-Chakra. Das höher schwingende Blau
oder Violett wäre dort so schnell, dass es das Zellbewusstsein
nicht anregen würde, in ähnlicher Frequenz mitzuschwingen.

Das Wurzel-Chakra, das erste der Haupt-Chakras, liegt
in der Genitalregion im tiefen Becken vor dem Steißbein. Es
öffnet sich wie ein Lichtkelch nach unten zur Erde hin, und
von dort nimmt es auch die unterschiedlich zu differenzieren-
den Erd-Energien auf. Es verbindet uns mit Mutter Erde, die
uns trägt und nährt und uns so annimmt, wie wir jetzt gera-

de sind. Es verbindet uns auch mit den magnetischen Kraftfeldern der Erde und den schöpferischen Kräften – denn der
dichte, materielle Aspekt von Erd-Energien ist nur einer von
vielen Möglichen.

Die Thematik in diesem Chakra ist die Beziehung zur Erde,
die sich uns zunächst in dichter, materieller Form zeigt. Durch
die roten Pomander aktivieren wir unsere Erdung, unser Ver-
wurzeltsein und unsere Standhaftigkeit in den ganz realen
Lebenssituationen. In diesem Chakra geht um ursprüngliche
Lebensenergie-Erzeugung und um den Sitz der Lebenskraft.
Erinnern wir uns daran, dass die Lebenskraft auf alle Vorgän-
ge im Körper Einfluss nimmt. Die Lebenskraft und der Lebensstrom des ersten Chakras steuern den existenziellen Lebenswillen und unsere Motivation zum Leben. Ich betone dies
ganz besonders, weil ich in der Praxis sehr häufig erfahre, wie
viele Menschen ohne wirklichen Lebensantrieb sind oder sich
ihrer Lebensmotivation nicht klar sind. Manche *wollen* gar
nicht mehr, wollen auch gar nicht mehr wirklich gesund werden und vermeiden den echten Kontakt mit ihrer Lebenskraft.
Manche schleichen sich so aus dem Leben.

Die roten Pomander wirken über das Wurzel-Chakra auf
unsere Sexualität und Fruchtbarkeit. Mit der Fruchtbarkeit
meine ich jede Form der Kreativität. Hier zählen nicht nur
körperliche Kinder, sondern viele Facetten unserer Neuschöpfungen im Berufsleben und im Privatleben. In der Sexualität erfahren wir ganz besonders die Qualitäten als Frau
oder Mann. Wieder ist es paradox, denn gerade dann, wenn
wir unsere Individualität am stärksten leben, suchen wir in
der Vereinigung zweier Körper, und damit zweier Seelen, das
Nicht-Getrennt-Sein. Das Einssein erleben. Die roten Pomander erinnern uns gerade daran: Eins zu sein mit allem, was ist,
verwurzelt in der eigenen Kraft, im Lebensstrom ohne Angst
und Hemmungen zu fließen.

Es braucht unsere innere Erlaubnis, diese Urkräfte zuzulassen, ja sogar Ekstase zu erlauben. Im Orgasmus, gleich ob er nun allein oder gemeinsam mit einem Partner erlebt wird, erhöht sich die Schwingungsfrequenz der Körperzellen im Bauchraum, und diese Frequenzerhöhung wirkt sich auf weitere Zentren im körperlichen und in seelisch-geistigen Bereichen aus – wenn wir uns dafür öffnen und diese ekstatischen Energien freudvoll genießen.

Die Rubin-Edelstein-Energie im roten Pomander verbindet zum Beispiel auf harmonische Weise die körperliche mit der geistigen Liebe. Eine vitalisierende Kraft erfährt auch unser Blutsystem, denn tiefrot ist auch die Farbe unseres Blutes. Das Blut ist unser Lebenssaft. Ein Tropfen Blut symbolisiert unser gesamtes Wesen. Über den Blutkreislauf ist jeder winzigste Teil des Körpers mit dem lebenswichtigen Organ Herz verbunden. Das Blut transportiert in den Gefäßen nicht nur Sauerstoff sowie fördernde, hemmende und nährende Bestandteile, sondern es lässt auch die Liebe, Wärme und das Verständnis des Herzens mit jedem Pulsschlag mitfließen.

Über einen aktiven Kreislauf sind wir *mit allem in uns* verbunden – nichts bleibt unserem Bewusstsein verborgen, schauen wir aufmerksam und achtsam in uns hinein.

Die stärkenden Kräfte der roten Pomander können auch die negativen Qualitäten in unserem Bewusstsein sichtbar werden lassen, falls wir vom gesunden Mittelweg abgekommen sind. Dann ist das Wurzel-Chakra der Ort, wo Herrschsucht, Dominanz und Suchtverhalten in jeglicher Form ihre Wurzel haben. In dem Wort Sucht steckt *suchen*. Ist jemand süchtig, ob es nun Alkohol, Tabletten, Arbeit, Anerkennung oder Liebe ist, sucht man auf der falschen Ebene; dort, wo man diese Befriedigung, nach der man hungert, sicher nicht bekommen wird. Das Suchtmittel selbst ist nur ein Ersatz, der aber letztendlich nicht wirklich innerlich satt macht. Eine andere

Bedeutung der Sucht liegt im *dahinsiechen*, denn eine Sucht raubt Kräfte, die man für etwas anderes einsetzen könnte.

Meine Erfahrungen in der Praxis bestätigen mir, dass die belebenden Kräfte der roten Pomander genau das ins Bewusstsein des Anwenders holen, *wozu der Mensch jetzt reif ist*. Wenn Suchtthemen durch die Anwendung der roten Pomander bewusst werden, dann ist es an der Zeit und dann ist die Kraft vorhanden, die zugrunde liegende Thematik aufzugreifen und sie zu verstehen. Aus wahrhafter Annahme und Verständnis für sich ergeben sich die nächsten Schritte von selbst.

Mag der Weg auch zu Anfang schwer und unerreichbar aussehen, dann ist es ganz besonders wichtig, mit kleinen Schritten anzufangen und diesen dadurch entstehenden kleinen Erfolg wertzuschätzen. Jeder Weg beginnt mit einem kleinen Schritt. Nur der Wille, der ehrliche Antrieb aus dem ersten erdenden Energiezentrum, muss da sein, dann erhalten nacheinander die folgenden Energiezentren aus dem Lebensstrom ebenfalls Kraft und Zuversicht. Jedes darauf folgende Zentrum hat eine weitere Qualität, die zum Gelingen beitragen kann. Aber *anfangen* muss man.

Ich erinnere daran, dass die roten Pomander auch die am stärksten schützenden Energien beinhalten. Das heißt, sie schützen die Aura und beleben im Bewusstsein des Anwenders, was er ganz konkret in der realen Welt tun kann, um sein Gefühl von Sicherheit zu befriedigen. Ich werde immer wieder auf das Gegensätzliche oder Paradoxe und die Dualität im Leben hinweisen, denn die roten Pomander erden gleichermaßen, wie sie auch den Auftrieb im Sinne des zielorientierten Lebenswillens stärken. Jemand, der nicht gut geerdet ist und wenig Verwurzelung spürt, wird wackelig werden, wenn er hoch hinaus will. Wir brauchen die materielle Erde ebenso wie den spirituellen Geist für persönliche Reifungsprozesse.

Die roten Pomander sind die intensivsten von allen, und ich verwende sie deshalb sehr vorsichtig, besonders den rubinroten, wenn es zeitlich gesehen in die Abendstunden geht und der Körper allmählich zur Ruhe kommen sollte.

Wenn man mit dem rubinroten Pomander einen Raum reinigen oder für sich und sein Tun vorbereiten will, werden ebenfalls drei Tropfen der Essenz in die Handinnenfläche gegeben und mit der zweiten verrieben. Dann stelle ich mir vor, dass durch meine Handbewegungen die Raumaura gestärkt und geschützt wird. Über hindernde Einflüsse kann visuell ein energetischer Teppich gelegt werden. Diese mentalen Reinigungen oder Raumvorbereitungen sind sehr effektiv und nicht zu unterschätzen.

4.3. Der korallenrote Pomander

Das Ende des Leidens liegt in
der Freude des Augenblicks.

Krishnamurti

Der korallenrote Pomander ist der Neuling in der Pomander-Reihe. Er entstand als letzter, lange Jahre nachdem die anderen *geboren* waren. Er duftet fruchtig und zitronig, seine ätherischen Öle entstammen der Zeder, der Bergamotte und der Bitterorange. Die Edelstein-Energien kommen aus der Koralle, die zwar nicht wirklich ein gewachsener Stein ist, aber ähnlich dem Bernstein dennoch zu den Edelsteinen im weiteren Sinne zählt.

Korallen wachsen als strauchartige Gebilde im Meer dem Licht entgegen. Ihre Nahrung entnehmen sie der vorbeifließenden Strömung und bauen ihre strukturierten, skelettartigen Verzweigungen immer weiter aus, sofern ihnen das Wasser das noch vorbeibringt, was sie dazu benötigen, denn die Verschmutzung der Ozeane bedroht ihr Wachstum beträchtlich. Früher gab es weiße und viele rotfarbene bis schwarze Korallen – heute sind sie in vielen Regionen vom Aussterben bedroht.

Das Korallenrot, das in dem Pomander verwendet wird, ist jenes warme Rot, das orangefarbene und gelbe Aspekte enthält. Insofern hat der Pomander einen starken energetischen Bezug zu seinen Nachbarn und den Themen von Schockauflösung sowie dem angemessenen Umgang mit alten, tiefsitzenden Traumata. Die wichtigste Thematik ist *unerwiderte Liebe*, deshalb heilt der korallenfarbene Pomander ganz besonders jene Verletzungen, die im Lösen einer intensiven Beziehung entstanden sind, und öffnet für das Annehmen von Zuneigung und Liebe von Menschen, von denen man es nicht erwartet hätte.

Der korallenfarbene Pomander hat Bezug zu Familienauflösungen, Trennungskindern sowie Themen in Patchwork-Familien. Neue Lebenspartner können neue Bezugspersonen für Kinder werden, ohne dem leiblichen Vater oder der Mutter ihren Platz streitig zu machen. Das Familiengefüge an sich besaß für lange Zeiten einen unübertroffenen Stellenwert – und hier ist keine eindeutige Jahreszahl oder ein fester Zeitraum zu nennen. Sie ist das Nest, das Fundament oder die Bezugsebene, in der die ersten wichtigen Lebensprägungen und Programmierungen stattfinden. Später, mit zunehmendem Erwachsenwerden, *kann* es sein, dass man sich angemessen und gesund aus den Ursprungsfamilien löst, in Wertschätzung für das, was sie waren. Durch berufsorientierte Ortswechsel, Partnerwechsel oder andere Geschehnisse kann es sein, dass in sogenannten Wahlfamilien, die sich dann zusammenfinden, neue Wachstumsprozesse möglich sind. Bei schmerzlichen Lösungsprozessen, in denen manchmal ein Gegenüber oder, wie es oft geschieht, Vater oder Mutter als Projektionsfläche genommen werden, unterstützt der korallenfarbene Pomander solche Erkenntnisprozesse und fördert angemessene Lösungsvorgänge.

Unfreiwillige Einzelgänger müssen nicht emotional verhärten, sondern durch die Kraft des korallenfarbenen Pomanders können sie immer wieder vom Boden der Neutralität her *neuen Menschen offen begegnen.* Neue menschliche Netzwerke entstehen nicht durch Familienmitglieder, sondern gerade mittels Persönlichkeiten, die gut mit sich allein sein können und dennoch offen und warmherzig in neuen Gemeinschaften gemeinsame Ziele ansteuern und sich neu verbunden fühlen. Es ist ein großer Unterschied, ob man mit Familienmitgliedern emotional *verstrickt* oder *verbunden* ist – oder es bleibt.

Der korallenfarbene Pomander unterstützt bei Vorgängen und Auseinandersetzungen mit Schocks und emotionalen Verletzungen, besonders wenn diese durch schmerzliche Erlebnisse in Beziehungen ausgelöst wurden. Er fördert die Freude an neuen Begegnungen und wirkt so übertriebener Schüchternheit entgegen. Er lädt ein, sich wieder für Zuneigung und Liebe zu öffnen, die *von außen* kommen, ohne in die alte Angst zu geraten, es könnte wieder eine Falle sein. Die Erkenntnisprozesse um Abhängigkeiten und Co-Abhängigkeiten sind ein breites Feld für diesen Pomander.

Körperlich betrachtet, sind seine stärksten Resonanzfelder die der Drüsen, der Ausscheidungs- und Sexualorgane und der gesamte Bereich der psychosomatischen Krankheiten, sofern sie in den oben genannten Beziehungsthemen ihren Ursprung haben.

4.4. Der orange Pomander

Angst klopfte an die Tür,
Vertrauen öffnete
und niemand war da.

Der orangefarbene Pomander duftet fruchtig, würzig bis frisch, seine ätherischen Öle bestehen aus Mandarine und Zimt. Die Edelstein-Energien entstammen dem Topas, dem orangefarbenen Calcit, dem Sonnenstein, dem Tigerauge und dem Jaspis.

Der orange Pomander wirkt auf unser zweites Chakra, das Sakral-Chakra, dessen Zentrum sich wie ein Lichtkelch unterhalb des Nabels vor der Wirbelsäule nach vorne ausrichtet. Das vorherrschende Element ist hier das Wasser, das heißt, auch hier geht es um den *Lebensfluss* und um *vitale Lebendigkeit*. Der orange Pomander verstärkt die fließenden, vorwärtstreibenden Kräfte einmal auf der körperlichen Ebene, also zum Beispiel die Schleimhäute des Darmes und der Geschlechtsorgane, und wirkt auf seelisch-geistiger Ebene, so zum Beispiel hinsichtlich *Loslassen, Veränderung* und *Wechsel*. Nichts ist so beständig wie der Wechsel, auch wenn uns das nicht immer gefällt.

Das Festhalten-wollen erkennen wir in allen Anteilen des Lebens, wir halten an schönen Erlebnissen, an alten überholten Lebensprozessen oder an Kummer und Leid fest. Mit den orangen Energien werden wir zum Öffnen unserer Engpässe aufgefordert, so dass der Lebensstrom ungehindert durchfließen kann. Er reinigt uns dabei von alten und verbrauchten Anteilen. Das geschieht durch körperliche Ausscheidungen ebenso wie in psychischen Erlebnissen.

Der orange Pomander schenkt heilsame Aktivität, die uns unterstützt, uns mit alten Verletzungen auszusöhnen. Solche alten Verletzungen können zum Beispiel Operationen sein, bei denen mit einem Messer (Skalpell) ein wirklicher körperlicher Einschnitt geschehen ist. Das mag für einige seltsam klingen, da zwar der Verstand mit einem chirurgischen Eingriff einverstanden war, es aber dennoch zu Erfahrungen kam, die das Gefühl noch nicht verarbeiten konnte.

In einem Schock, während eines Unfalls oder während anderer schwerer Verletzungen zwischenmenschlicher Art, kann es passieren, dass der feinstoffliche Wesenskern eines Menschen aus seiner Mitte an die Grenze seiner Aura herausrutscht. Solche Verschiebungen oder Aura-Löcher durch tiefe Verletzungen und Operationen erhalten durch die orange Energie wieder eine Kraft zur Korrektur ins Ausbalanciert-Sein oder die Kraft, solche Aura-Wunden wieder ausheilen zu lassen. Oft braucht dieser verletzte Mensch einen sicheren Schutzraum, wo er das Erfahrene noch einmal anschauen und dann freilassen kann. Die Pomander schützen die Aura und schaffen in der eigenen Aura den Raum der Geborgenheit und des Wohlwollens.

Ein weiterer Anwendungsbereich des orangen Pomanders liegt in der harmonisierenden Einwirkung auf das Hormonsystem. Das Sakral-Chakra wirkt energetisch auf die Nebennieren, das sind kleine Drüsen, die wie Kappen auf den Nieren sitzen, mit deren Blutreinigungs- und Ausscheidungsfunktion sie aber überhaupt nichts zu tun haben. Sie bilden in der Nebennierenrinde und im Nebennierenmark Hormone, die unseren Mineralhaushalt steuern, die körpereigenen Kortisone, unsere Stresshormone Adrenalin und Noradrenalin, und darüber hinaus wirken sie ausbalancierend in das gesamte Hormonsystem hinein.

Im inneren Gleichgewicht zu sein, spielt zum Beispiel eine wichtige Rolle, wenn Veränderungen wie Pubertät oder Klimakterium oder eben andere Herausforderungen größerer

Art auf uns zukommen. Dann gilt es, gut geerdet zu sein und durch Lebenskraft spendende Energien zu wachsen und sich zu entwickeln. Dazu braucht es Lebenswillen und natürlich Kraft und Mut.

Der orange Pomander ermutigt, Veränderungen zuzulassen und unterstützt die gesunde Anpassung. Ich spreche ganz bewusst von der *gesunden* Anpassung, denn wir lernen im Leben zu unterscheiden, ob wir gerade in unserem Lebensthema *verbogen* werden oder unsere Kräfte *trainieren* können.

Das Wasser ist das anpassungsfähigste der vier Elemente. Es passt sich der vorgegebenen Form an, es lässt sich vom Wind aufpeitschen, vom Feuer erwärmen bis dahin, dass es seinen Zustand von flüssig zu gasförmig verändert. Sinkt die Temperatur, geht es in seine Urform zurück. Es ist aktiv am Spiel des Lebens beteiligt – ohne zu hadern oder nachtragend zu sein.

Über das Sakral-Chakra sind wir mit dem Wasser-Element verbunden und durch die orange Farbe mit der lebensfreudigen Vitalität.

Im Wasserbild kann man sehr wohl auch die Dominanz erkennen. Es füllt den Raum, der von niemand sonst erfüllt wird. Das heißt, hier kommen wir auch mit dem immerwährenden Thema in Kontakt, mit Grenzen umzugehen: Selbst Grenzen zu setzen und sich im gesunden Maß abzugrenzen, sich Grenzen zu widersetzen und Grenzen zu überschreiten, eigene Grenzverletzungen zu erkennen und im Einklang mit seinem Inneren zu handeln.

Im Umgang und Ausprobieren mit Dominanz und Grenzen verströmt der orange Pomander seine heilsamen Qualitäten. Im geborgenen Gefühl einer ausbalancierten Mitte erkennen wir unsere Abhängigkeiten und unsere Gestaltungsmöglichkeiten. Denn keinem Zustand, und sei die Verletzung auch noch so groß, sind wir ohnmächtig ausgeliefert. Die Seele ist mit allen Fähigkeiten ausgestattet, die auf unserem Reifungsweg gebraucht werden, und das Selbstvertrauen mag wachsen, dass alles zur rechten Zeit am rechten Ort geschieht.

Der orange Pomander ist durch seine kraftspendende und mutmachende Energie auch dafür geeignet, Abhängigkeiten und Co-Abhängigkeiten zu überprüfen. Was heißt es überhaupt, abhängig zu sein?

Gleich zu Beginn unserer Inkarnation waren wir von unserer Mutter und deren Kreislauf und Liebe zwecks unserer Versorgung abhängig, und diese wiederum von weiteren äußeren Sachzwängen. Nach unserer Geburt waren wir wieder auf unsere Umgebung angewiesen, denn der Mensch wird nun einmal als ein unselbstständiges, bedürftiges Wesen geboren. Dann entwickelten wir uns zu dem, was jeder von uns heute ist – mit allen individuellen Entwicklungsstufen.

Wir haben an dem großen Gewebe des Lebens mitgestaltet und *hängen* manchmal an einem seidenen Faden, der eventuell auch reißen könnte. Wesentlich ist zu erkennen, was diese Abhängigkeiten mit unserem Wesenskern machen. Wovon sie uns abhalten oder zu was sie uns veranlassen. Und was würde passieren, wenn der Faden reißt? Was wäre daran schlimm?

Es mag in der einen oder anderen Situation sehr hilfreich sein hinzuschauen, was wäre denn wenn... Auf meinem Lebensweg gingen mir bei dieser Fragestellung schon öfters die Augen auf, und ich erkannte, dass meine Vorstellung mir die Sicht auf die Realität verschleiert hatte. Es war dann überhaupt nicht mehr so schlimm, wie ich das zunächst dachte, und ich konnte mich so auf leichte Weise aus Dingen herauslösen, konnte Abhängigkeiten verändern. Es braucht *nur* den Lebenswillen und die Motivation aus dem Wurzel-Chakra und die fließende, in Bewegung bringende Kraft des Sakral-Chakras. Rot und Orange sind die ersten beiden, noch relativ langwelligen Energien des Farbspektrums. Mit den nächsten, immer kurzwelligeren, werden die beeinflussten Lebensthemen feiner und spiritueller.

4.5. Der goldene Pomander

Vor der Einsamkeit nicht fliehen,
in die Einsamkeit nicht flüchten,
sie von Zeit zu Zeit suchen und aushalten
und der Heilung eine Chance geben.

Jeder Tag ist Leben

Der gold-farbene Pomander duftet fruchtig, blumig, gar leicht nach Wald. Melisse ist der Anteil des ätherischen Öls, und seine Edelstein-Energien entstammen dem Bernstein, dem Zitrin und auch dem Metall Gold.

Mit dem goldenen Pomander schenkte uns Vicky Wall etwas unschätzbar Wertvolles. Die Farbenergien des Goldes liegen zwischen Orange und Gelb und somit von der Chakra-Resonanz zwischen dem zweiten oder Sakral-Chakra und dem dritten oder Solarplexus-Chakra. Das dritte symbolisiert das Feuer-Element. Gold liegt demnach zwischen Feuer und Wasser.

Das Wasser kann Feuer löschen, Feuer kann Wasser erwärmen oder so aufheizen, dass es seinen Aggregatszustand von flüssig zu gasförmig ändert. In diesem Bereich bedarf es der inneren Weisheit, wann welche Qualität angebracht ist. Der goldene Pomander unterstützt uns in den schwierigen Prozessen, in denen wir entscheiden, ob wir, dem Wasser-Element ähnlich, uns der Situation anpassen oder sie mit Kraft des Wassers hinwegschwemmen; oder ob wir die wärmende Kraft des Feuers anwenden; oder ob wir in der Sache verbrennen. Es geht hier um das sogenannte Fingerspitzengefühl für die Handhabung von Lebenssituationen.

Wenn wir uns mit unserem inneren Lehrer oder Meister im Kontakt befinden und der Intuition vertrauen, werden wir wissen, wie wir in der speziellen Situation agieren oder reagieren sollen. Der goldene Pomander schafft uns in der Aura von außen nach innen den geborgenen Schutzraum, damit wir mit unserer Achtsamkeit nach innen einkehren können, in unsere Tiefen und den Raum der Stille, wo wir im Einklang mit unserem Selbst die Entwicklungsstufe einsehen und Entscheidungen treffen können.

Ich lernte mit den Jahren Qualitätsunterschiede von *Schutzmechanismen* kennen. Der beste Schutz in unserem Leben ist unser rechtzeitiges Handeln und rechtes Verhalten. In der energetischen Arbeit mit anderen Menschen visualisierte ich in früheren Jahren eine Lichthülle um mich herum, in der ich mich für meine Arbeit geschützt und geborgen fühlte. Später praktizierte ich zusätzlich die Visualisation eines goldenen Lichtes um diese Lichthülle, an dem alles nicht zu mir Passende einfach nur abprallt. Heute vertraue ich meinem Selbst und der Führung in meinem Tun so tief, dass ich den Impulsen folge, *wann* etwas *wie* umzusetzen ist. Jeder möge es nach seinen Möglichkeiten für sich ausprobieren, womit er sich am wohlsten fühlt.

Der goldene Pomander stärkt das Vertrauen in die eigene Intuition und zeigt uns somit noch deutlicher den Weg zur ganz individuellen Weisheit. Auch balanciert er uns auf dem manchmal schwierigen Weg zwischen Feuer und Wasser aus.

Die Melisse-Essenzen, die in dem Duftbouquet wirken, stärken die Nerven und sorgen für Ruheausgleich in all den Anforderungen, denen wir uns mehr oder weniger freiwillig stellen. Starke Nerven brauchen wir auch auf unseren Seelenreifungswegen.

Der Zitrin als Edelstein-Energie ist der *öffnendste* Edelstein, den ich kenne. Er lädt ein, sich für die Kräfte, die um uns sind und die in unser Lebensmuster passen, zu öffnen. In Verbindung zum goldenen Pomander heißt das, sich der eigenen Kraft und Weisheit zu öffnen und zu vertrauen, dass sie in Fülle da ist. In der Metallkunde symbolisiert Gold den aktiven, männlichen Sonnenaspekt. Es geht hier um das Tun und Verwirklichen, um reales Handeln in der Lebensgestaltung.

4.6. Der gelbe Pomander

Wir haben uns eingelassen.
Raum für Raum erkunden wir und
bringen Saite um Saite zum Schwingen.
Dunkelkammern loten wir aus
und wagen uns zu entwickeln.

Petra Fietzek

Der gelb-farbene Pomander duftet fruchtig, zitronig und leicht nach Wald. Seine ätherischen Öle bestehen aus Zitronella, Sandelholz und Zitronengras, seine Edelstein-Energien entstammen dem Bernstein, dem Fluorit, den gelben Quarz, dem Topas und dem Zitrin.

Der gelbe Pomander wirkt konkret auf das dritte Chakra – den Solarplexus, wenige Zentimeter oberhalb des Nabels im Bauchraum. Sein gelber Lichtkelch, der vor der Wirbelsäule sitzt, öffnet sich nach vorne. Hier ist der Sitz des *inneren Sonne* – der Sitz des inneren Feuers. Wie einer Sonne gleich, sendet es in alle Richtungen Wärme und heilsames Licht. Dieses innere Feuer will sich ausdehnen und nimmt jeden Raum ein, den es erreichen kann.

Die Organe, die in diesem energetischen Bereich liegen, sind die Verdauungsorgane: Magen, Leber und Bauchspeicheldrüse. Hier finden die Stoffwechselprozesse statt, das heißt, der Stoff, der über die Nahrung von uns gegessen wird, erfährt durch Verbrennung mit Sauerstoff eine andere, für die Zellen verwertbare Form. Die Wärme für unseren Körper bildet bei diesen Verbrennungsprozessen die Leber, sie ist unser innerer Wärmeofen. Der Mensch, der ausgeglichen und harmonisch im dritten Chakra reagiert, wird den *Stoff*, also die Nahrung, sinnvoll wechseln und rechten Nutzen aus ihr ziehen. Dazu zählt auch das energetische Verdauen, denn auch ein Apfel oder eine Nuss haben eine feinstoffliche Aura.

Das dritte Chakra ist *Sitz der Selbstheilungskräfte*. Die Kraft der äußeren Sonne und unserer inneren Sonne ist in allen Heilungsprozessen wichtig. Das Feuer der Sonne ermöglicht uns mit dem damit verbundenen Licht, die Dinge erstmals zu *sehen*, sie so anzunehmen, wie sie sind. Ohne Erkenntnis geschieht nichts in uns auf Dauer.

Der gelbe Pomander schenkt sein Licht auch in die Schwermütigkeiten oder gar Depressionen, die sich im Herbst/Winter breitmachen wollen. Mit der Anwendung des goldenen und gelben Pomanders knipst man ein Licht in der Aura und dadurch auch im Inneren an. In einer dunklen Depressionsphase kann das wie ein sonniger Lichtstrahl sein, der durch einen Schlitz in ein düsteres Zimmer fällt. Dunkelheit weicht dem Licht. Wo Licht ist, kann es Schatten geben, aber keine Dunkelheit. Die Schattenanteile sind die Anteile von uns, die sich dem Licht noch entgegenstellen. Sie zeigen an, was es noch zu integrieren gilt.

Der gelbe Pomander wirkt somit in das *ganze Repertoire der Ängste*. Er wirkt auf das chronische Sorgenbündel, wenn wir uns über alles und jeden übertriebene Sorgen und Ängste machen. Aus einer Angst heraus entstehen auch solche Verhaltensmuster wir Ignoranz, was *nicht hinsehen* bedeutet, und Selbsttäuschung. Faulheit und Feigheit als Angst vor Veränderung.

Der Solarplexus ist durch seine Weichheit – hier gibt es keine knöcherne schutzgebende Schale – sehr empfindsam, gar verletzlich. Sich *eng zu machen* bedeutet Angst, denn das Wort *angus* heißt Enge. Angst zu haben, hat zur Folge, dass wir uns im Eng-machen auch den helfenden und lösenden Energien verschließen. Eine Schutzmauer aus Angst hält auch die unterstützenden Kräfte fern.

Mit der Anwendung des gelben Pomanders stärken wir unsere innere Sonne. Durch das kraftvolle Feuer drücken wir für die Umgebung und andere Menschen unsere Stimmung aus. Unsere Ausstrahlung, eben unser *Feuer*, ist ein Zeichen der Individualität und Ausdruck unseres Selbstwertgefühls.

Vertraue ich meinen Fähigkeiten, werde ich den Zugang zu meinen inneren Kräften erlauben und mutig meine persönliche Entfaltung leben. Das Wort Entfaltung ist dabei sehr bezeichnend. Ich *entfalte* mich, wie sich eine Blüte Blatt für Blatt unter den Strahlen der Sonne öffnet.

Der gelbe Pomander ist der, der am stärksten mit dem Mut in Resonanz schwingt. Mut ist etwas sehr wichtiges im Leben. Mut ist Kraft, die unserer Lebensspirale Schwung gibt. Auch zur Demut braucht es Mut. Hochmut dagegen ist ein Stolperstein auf dem spirituellen Lebensweg.

Schauen wir das Wort *Mut* einmal genauer an und drehen den Buchstaben M um, lesen wir das Wort *Wut*. Unsere Wut und aufgestaute Aggression sitzt ebenfalls in diesem dritten Chakra. Die gereizte Gallenblase oder die Gallensteine stehen symbolisch für die auskristallisierten, nicht ausgelebten Emotionen, ebenso ist das cholerische Handeln Zeichen der überschäumenden Energie in diesem Bereich.

Gelb schafft hier wieder Ausgleich und zeigt uns, welche Wege wir wählen können, um Aggressionen möglichst direkt und konkret ohne den gefährlichen aufgestauten Effekt fließen zu lassen. Es gibt gesunde Formen, Aggressionen zu leben, aber manchmal müssen wir uns diese Möglichkeiten im Erwachsenenalter erst wieder erarbeiten. Es ist nie zu spät und selten zu früh dafür.

Ein wichtiger heilsamer Einsatz des gelben Pomanders bezieht sich auf die *Abnabelungsprozesse*. Wir erlebten alle die erste körperliche Abnabelung von der Mutter, bei der die Nabelschnur durchschnitten wurde. Dieser Schnitt ist ein Muss. Erst mit der eigenen Atmung und im Selbstversorgen des Körpers beginnen die nächsten Stufen persönlicher Entwicklung; die erste war die Entstehung- und Reifezeit im Mutterleib. Im weiteren Leben erfolgen immer wieder sogenannte psychische Abnabelungen und Lösungen aus Abhängigkeiten, wobei es durchaus vorkommen kann, dass wir vor Tatsachen erschrecken, etwas zögern oder etwas in uns verletzt wird. Solche Trennungen gehören zum Leben dazu. Warum machen wir es uns manchmal so schwer, etwas Überholtes oder eine alte verbrauchte Schale loszulassen?

Beleben wir die Quellen der Selbstheilungskräfte mit dem goldenen und gelben Pomander, ohne uns in Selbstbedauern, Selbstmitleid oder Ängsten zu verfangen, gehen wir reifer als vorher aus Prozessen hervor. Dies ist letztendlich der Weg; denn zum Teil lernen wir durch Schmerz und Leid, bis wir es schließlich schaffen, auch in Freude und Schönheit zu lernen.

4.7. Der olivgrüne Pomander

Alles Leben entsteht in der Geborgenheit
und kann ohne sie nicht gedeihen.
Wer Geborgenheit schenkt, schenkt Leben.

Verfasser unbekannt

Der olivgrüne Pomander duftet frisch und nach Kräutern des
Waldes. Seine ätherischen Öle bezieht er aus der Himalaya-
Kiefer und dem Lavendel, seine Edelstein-Energien unter an-
derem aus dem Epidot, der Jade und dem Olivin.

Olivgrün ist eine Farbmischung aus Gelb und Grün. Der
olivgrüne Pomander wirkt auf den Bereich zwischen dem
dritten und vierten Chakra, zwischen dem Solarplexus und
dem Herz-Chakra. Es ist hilfreich, dass es in der Pomander-
Reihe auch Farbresonanzen für die Bereiche zwischen den
Chakras gibt, so dass die Verbindung der einzelnen Chakras
untereinander belebt werden kann. Gerade in der Verbindung
zwischen zwei Zentren gibt es oft Staus oder gar Blockierun-
gen des Lebensstroms.

Während uns der Solarplexus mit der feurigen Kraft und
dem Mut versorgt, bietet uns das Herz-Chakra das leich-
tere Luft-Element an und mit ihm die Qualität der Gefühle,
der Liebe für sich selbst, für andere, für alles, was geschaffen
ist. Zieht uns die Farbe Olivgrün an, mag es ein Zeichen dafür sein, dass wir Mut und Kraft benötigen, um in das Herz-
Zentrum zu schauen. Womöglich gibt es einen Kummer oder
Herzschmerz, der jetzt erlöst werden kann.

Immer ist es so, dass es um ein *Erlebnis mit Gefühlen* ging,
wenn jemand den olivgrünen Pomander intuitiv wählte. Die
Farbe des Pomanders lässt uns *weicher* und *formbarer* sein,
wobei ich das Wort formbar sehr vorsichtig wähle, es bedeu-

tet in diesem Zusammenhang die Bereitschaft zur Veränderung.

Olivgrün drückt eine sehr spezifische Art der Kraft aus, fast so, als wäre es eine neue Form von Kraft, die noch nicht in Worte gefasst wurde oder sich noch nicht in Taten manifestiert hat. Sie bezieht sich auf *Emotionen, die mit den weiblichen, sehr intuitiven Qualitäten* eines jeden Menschen verbunden sind. Sie hat mit der sich jetzt entwickelnden Art der Weiblichkeit zu tun, die sich in Frauen und Männern gleichermaßen zeigt, die sich für sie öffnen können. *Das Gelb öffnet, das Grün schafft Raum.* Olivgrün stärkt die *Kreativität*, neue Wege zu gehen, einem neuen Verständnis von Gefühlen Raum zu geben, und wenn sie dann fassbar sind, verleiht es ihnen auch eine Form oder einen Ausdruck.

Der olivgrüne Pomander verströmt Mut, die eigene individuelle Wahrheit zu sehen und sie in der Außenwelt zu leben – auf dass sie eins wird mit der universellen Wahrheit. Die individuellen Wahrheiten können nur Teilaspekte des einen großen Ganzen sein. Es ist wesentlich, nicht einen Teil für das Ganze zu halten.

Hier passt die Geschichte, in der drei blinde Männer einen Elefanten beschreiben. Da jeder an einem anderen Körperteil des großen Tieres seine Hand anlegt, beschreibt jeder den Teil, den er von seinem Standpunkt aus *wahr*nehmen kann. Einer beschreibt den Rüssel als röhrenförmig und beweglich wie eine Schlange. Ein anderer beschreibt das Ohr als flach und sehr biegsam und der Dritte das Bein des Elefanten als rund und fest wie eine Säule. Jeder der Beschreibenden gab sich mit dem zufrieden, was er jetzt gerade fühlte, jeder hatte die Möglichkeit, nachzuspüren und das Tier weiter zu ertasten. Dann hätten sie gemerkt, dass sie nur einen Teil wahrgenommen hatten und die Wirklichkeit noch viel größer war als die Summe ihrer beschriebenen Anteile.

Der olivgrüne Pomander bringt uns mit Neuem in uns in Kontakt, mit Anteilen und Gefühlen, mit denen wir bisher noch nicht vertraut waren. Er schenkt Mut, in diese neuen Erlebnisse hineinzugehen und eigene Erfahrungen zu sammeln.

4.8. Der smaragdgrüne Pomander

Wer lebt, als solle morgen erst sein Leben beginnen,
wer glaubt, dass morgen erst sein Glück käme,
der wird beides nicht erleben.

Blaise Pascal

Der smaragdgrüne Pomander duftet etwas medizinisch, dabei warm und nach Wald, seine ätherischen Öle sind aus Rosmarin und der Kiefer gewonnen. Seine Edelstein-Energien gehören zur Jade, dem Malachit, dem Moldavit und natürlich dem Smaragd.

Der smaragdgrüne Pomander wirkt mit seinem Energiebouquet direkt auf das vierte oder Herz-Chakra, das unter der Brustbeinmitte liegt und sich ebenfalls wie ein Lichtkelch nach vorne öffnet. Hier herrscht das Luft-Element vor, besonders deutlich in der Funktion der beiden Lungen im Brustraum, den Organen der Atmung.

Der grüne Pomander belebt die Atmung, die ein Ausdruck des *Hereinlassens und Abgebens* ist. Die Atmung ist der immerwährende Austausch von außen und innen, solange wir leben. Die schützenden und stärkenden Energien des grünen Pomanders helfen bei allen Variationen von Lungensymptomen, vom Druckempfinden auf der Brust bis hin zur heftigen Entzündung in den Luftwegen bei einer Bronchitis. Vicky Wall sagte zu Grün, *dass Grün Raum schaffe*, so dass wir in dem neuen geschützten Raum erkennen können, was uns zu nahe gekommen ist und uns eventuell gar bedroht und die Luft zum Atmen genommen hat. Wenn sich die Geschehnisse um uns herum *verdichten*, schenkt der grüne Pomander Erleichterung durch das Bewusstwerden, dass genug Raum da ist. Indem wir uns erlauben, wieder tief einzuatmen, dadurch den Brustkorb weiten und ausdehnen, tanken wir neue Kraft zur Bearbeitung der Themen auf.

Während Rot, Orange und Gelb aufwärmende und aktivierende Farbfrequenzen sind, ist Grün als neutral zu sehen. Grün beginnt zu beruhigen und lässt die aufgebrachten Wogen zur Ruhe kommen. Im weiteren Chakra-Farbenverlauf werden dann Blau und Violett noch intensiver Ruhe verströmen und Distanz und Überblick verschaffen.

Der grüne Pomander, der mit der Brustmitte in Resonanz ist, *beruhigt und bringt wieder ins innere Gleichgewicht*. Seine zentrierende Wirkung lädt ein, im gleichmäßigen, tiefen Ein- und Ausatmen wieder zu regenerieren. Grün ist für das Herz-Chakra die kraftauffüllende Farbe der Regeneration auf der körperlichen und auf der geistig-seelischen Ebene. Auch Rosa oder Pink sind Herz-Farben, auf die ich im Kapitel über den pink Pomander eingehe – es ist die Farbe des selbstlosen Verschenkens.

Während Grün das Herz einlädt, Energie aufzunehmen, fordert Pink auf, alle Energie auch wieder freizulassen. In der Natur sind alle grünen Farbschattierungen vorhanden. Über den grünen Pomander sind wir auch mit den Naturzyklen, mit der Kraft des Erblühens im Frühjahr, mit dem Reifen der Früchte im Sommer, der Erntezeit im Herbst und dem Ruhen und Kraftsammeln im Winter in Kontakt. Er zeigt uns die Natur als einen Spiegel für uns selbst.

Nun ist das Herz auch der Ort in uns, in dem wir die verschiedenen Ebenen der Liebe erleben. Die beglückenden Freuden der Liebe ebenso wie den Herzschmerz.

Es gibt viele verschiedene Varianten von falsch-verstandener Liebe, schwerer Kummer, aus dem sich tiefe Herzschmerz-Erfahrungen gestalten. Wer voller alter Erlebnisse im Herzen ist und nichts davon wirklich freilässt, hat keinen Platz für Neues. Der Zen-Meister Thich Nhat Hanh beschreibt in seinem Buch „Das Wunder der Achtsamkeit" wunderbar, wie wesentlich es für uns ist, dass wir uns leer machen, alte Geschichten ebenso wie unsere Wünsche und Vorstellungen loslassen und so für die universelle Kraft Gottes zum brauchbaren Gefäß werden. In ein volles Gefäß passt ja nichts mehr hinein. Wie kann unser Körper und Geist ein Instrument der Liebe sein, wenn wir voller Enttäuschungen und Leid sind.

Der smaragdgrüne Pomander unterstützt darin loszulassen, die wahren Werte des Herzens und wirkliche Liebesfähigkeit zu erkennen. Der Smaragd ist der grüne Edelstein, der die All-Liebe und das in Allem-eins-Sein symbolisiert, mit dem Einverstanden-Sein. Er erweckt und verstärkt das Bewusstwerden und Bewusstsein für unsere Herzqualitäten, wie zum Beispiel das Verzeihen, die wahre Vergebung – auch für sich selbst.

Ein Vergebungsritual wird in der hawaiianischen Kultur als mächtigstes Heilungsritual geachtet. Das Verzeihen ist wie eine seelische Reinigung zu sehen und belebt unser Mitgefühl. In der heutigen schnell-lebigen Zeit und im Wandel von Werten sind Mitgefühl, Empathie und wirkliche Nächstenliebe etwas auf der Strecke geblieben. Der spirituelle Weg geht nicht ohne Mitgefühl, als grundlegendes Empfinden mit allem, um Zusammenhänge zu erkennen und zu verstehen.

Die in der Außenwelt rar gewordenen Qualitäten wie Sanftheit und Zärtlichkeit sind wie *Vitamine für das Herz*. Gegen Vitamin-Mangelerscheinungen mit künstlichen Vitaminen vorzugehen und zu glauben, mit diesen bezahlbaren Pillen könnte ein Herz gesunden, ist eine Sackgasse. Die wirklich heilsamen Herzvitamine liegen im liebevollen Umgang der

Menschen untereinander, im friedvollen und respektvollen Miteinander. Mein persönliches Verhalten in Achtung und Wertschätzung jedem Einzelnen gegenüber trägt letztendlich zum gesunden *Ganzen* bei.

Im Prinzip brauchen wir alle immer wieder einmal den smaragdgrünen Pomander, um uns des eigenen Raums und dessen der anderen bewusst zu werden, um uns der Werte des Herzens, wie wahre Liebe, Mitgefühl, Toleranz, Frieden und Vergebung, zu erinnern. Außerdem erinnert Grün auch an schöne Empfindungen – wie Leichtigkeit, Beweglichkeit bis hin zur Ekstase, Lebensfreude und ein herzhaftes Lachen. Diese Harmonie ist ein Zeichen inneren Reichtums und Glücksempfindens, denn Glückseligkeit kann man *nicht haben*, sondern nur *in sich selbst empfinden*. Solche Erfahrungen bahnen uns den Weg zum innersten Herzensraum – unserem Tempel der Weisheit.

Der smaragdgrüne Pomander unterstützt uns ebenso in der Bewusstwerdung von Wesensanteilen wie Besitzergreifung, Eifersucht, der Gier nach Macht und Dominanz. Wo die Liebe herrscht, da gibt es keinen Machtwillen – und wo die Macht den Vorrang hat, da fehlt die Liebe. Im Kontakt mit dem grünen Pomander erfahren wir den nötigen Schutzraum, um innere Anteile zu erkennen, wo wir ungestillten Hunger haben und ihn als Eifersucht oder Neid leben, wo wir in einer ungesunden Dominanz anderen Menschen den Raum nicht lassen und respektlos werden, wo wir im Machtwillen das Mitgefühl verschütten. Nicht nur mit dem grünen, sondern auch mit allen anderen Pomandern wachsen Dankbarkeit für alles Lebendige und für alle Erfahrungen, die wir bisher machen durften. Dankbarkeit ist wahrhaftig eine heilsame Kraft des Herzens, und der grüne Pomander ist eine Wohltat für das Herz.

4.9. Der türkise Pomander

Das Universum und ich existieren zusammen,
und alle Dinge und ich sind eins.
Da dem so ist, ist kein Grund mehr zur Rede.
Hinter den Teilen ist immer etwas Ungeteiltes,
hinter dem Bestreitbaren etwas Unbestreitbares.
Du fragst: Was?
Der Weise trägt es in seinem Herzen.

Dschuang-Tse

Der türkis-farbene Pomander duftet süß, würzig bis frisch und die Zeder gibt ihr ätherisches Öl dazu. Die Edelstein-Energien kommen aus dem Aquamarin.

Der türkise Pomander hat seine besonders starke Resonanz in dem Bereich zwischen Herz- und Kehl-Chakra. Türkis ist eine Farbmischung aus Grün und Blau. Dieser Pomander enthält noch die mutfördenden und mit der inneren Weisheit in Verbindung stehenden Kräfte der unteren Energiezentren und bringt in Kontakt mit den Lebensprinzipien des Kehl-Chakras, dessen Themen die Kommunikation und das Nach-außen-abgeben, zum Beispiel im Atem und der Sprache, sind.

Der türkise Pomander erleichtert, wenn man Druck und Spannungen spürt, die sich im Brustraum gerade festsetzen wollen. Seine Energien unterstützen den Lebensstrom, der von unten nach oben durchgängig im ungehinderten Fluss bleiben sollte. Seine Anwendungsgebiete liegen im körperlichen Bereich, bei Beschwerden durch Entzündungen oder chronischen Symptomen der Luftwege sowie bei allen Schwierigkeiten mit der Thymusdrüse, die zwischen Kehle und Herz sitzt. Sie ist das spezielle Abwehrorgan in uns. Sie ist Teil des körpereigenen Immunsystems, das mit allen anderen Organsystemen harmonisch ineinander wirken sollte.

Der türkise Pomander schenkt der immer aktiven Thymusdrüse heilsame Energien, damit sie ihre Funktion weder übertreibt, wie in der Allergie, beziehungsweise unterlässt, wie in der Immunschwäche.

Im Übergang zur Neuen Zeit sprachen Vicky Wall und Mike Booth auch von einen *neuen* Chakra, dem *Ananda-Khanda-Zentrum*, das im rechten Brustraum zwischen dem Herz-Chakra und dem Hals-Chakra liegt. Es ist mehr als ein Neben-Chakra, gehörte aber bisher auch nicht zu den Haupt-Chakras.

Die Fähigkeiten des Ananda-Khanda Zentrums liegen in der Massenkommunikation, das heißt, in geringster Zeit Informationen weltweit an Menschen weiterzugeben. Wir haben bereits im Kopf ein Zentrum im Gehirn, in dem wir telepathische Qualitäten ausprägen und auf die morphogenetischen Felder reagieren, die Rupert Sheldrake als allumfassende natürliche Informationsnetze beschreibt.

Im Ananda-Khanda-Zentrum geht es um Herzensweisheiten, die in Bruchteilen von Sekunden anderen Menschen ohne Worte mitgeteilt werden können. Es entsteht ein globales Netz, in dem Verständnis, Mitgefühl, Herzenskraft und Liebe empfangen und weitergegeben werden können. Was für ein schöner Gedanke.

In diesem Ananda-Khanda-Zentrum liegen auch die Fähigkeiten, neue technische Erfahrungen für die ganze Welt zu nutzen, so die Computerentwicklungen und ihre immer weiter verbreiteten Anwendungsmöglichkeiten – auch hier entsteht ein neues Netzwerk des Wassermann-Zeitalters, das seine Vorteile ebenso wie seine Schwächen aufweist.

Die Information des Duftes bekommt der türkise Pomander aus der Zeder, einem sehr kraftvollen Baum. Der Baum symbolisiert, dass wir mit Wurzeln in der Erde verankert sind, einen mächtig-tragenden Stamm haben und uns Raum für die Ausbreitung der Baumkrone erlauben. Er ist das Symbol für Halt und beständiges Wachstum, den Naturzyklen angepasst.

Die grün-blaue Farbmischung in Kombination mit dem Zedernduft ist hervorragend dazu geeignet, in *Kontakt mit Gefühlen* zu kommen, beziehungsweise zu bleiben, für die man noch Mut braucht, um ihnen einen *Ausdruck zu geben*. Sei es, sie in Worten auszudrücken oder ihnen Raum in Taten zu geben, wenn man zum Beispiel vor Menschen oder gar einer Menschenversammlung etwas aussprechen soll oder im sogenannten Lampenfieber.

Ich habe den türkisen Pomander schon oft wenige Minuten vor einem Seminarbeginn oder Vortrag angewendet. Er lässt den Menschen in Kontakt treten mit dem, was er fühlt und verleiht diesen Gefühlen Ausdruck mit der Stimme des Herzens. Wir können etwas mit einer Herz-erfüllten, *gefühlvollen* Stimme aussprechen, mit zornerfüllter Stimme oder auch in der kühlen, distanzierten Kopfstimme. Wir können harte Worte ebenso wie verständnisvolle wählen.

Ich weise in diesem Zusammenhang auf die Verbindung zu unserer *Stimmung* hin. Unsere gewählte Stimme hat etwas mit unserer inneren Stimmung zu tun. Der türkise Pomander erhellt die Stimmung und hüllt den Sprechenden in eine Atmosphäre des Schutzes vor Angriffen auf seine Gefühle. Er wirkt der Schüchternheit entgegen.

Eine weitere, mir sehr wertvoll erscheinende Qualität des türkisen Pomanders ist sein Öffnen dem Neuen gegenüber. Wir brauchen für unser Zeitalter der Wandlungen unbedingt diese Offenheit, bei gut gefestigter Verwurzelung, neuen Möglichkeiten und Verfahren gegenüber. Viele der alten Verhaltensmuster stimmen nicht mehr, aber das Neue ist manchmal noch nicht konkret fassbar. Technik und Wirtschaft sind ohne Computeranlagen nicht mehr denkbar. Hierbei ist es wesentlich, dass wir im Umgang mit diesen neuen Systemen den Kontakt zu unseren inneren Gefühlen und den Zugang zu der inneren Weisheit nicht verlieren. Es liegen in allen Verfahren und Neuentwicklungen, in den alten ebenso wie in den neuen, auch die Gefahren des Missbrauchs. Der türkise Pomander schafft gerade diese Verbindung zwischen unten und oben, zwischen innen und außen.

4.10. Der saphirblaue Pomander

> Wer wird sich mit dem Gebimmel von
> Jadeglöckchen zufriedengeben,
> wenn er gehört hat, wie Felsen wachsen?
>
> Lao-Tse

Der saphirblaue oder himmelblau-farbene Pomander duftet süß und nach Wald. Seine ätherischen Öle entstammen der Zeder, der Myrrhe und dem Maiglöckchen. Die Edelstein-Energien sind unter anderem die des Aquamarins und des Saphirs.

Der saphirblaue Pomander wirkt mit seinem Energiebouquet direkt auf das fünfte oder Kehl-Chakra, das in Höhe der Schilddrüse, am unteren Teil der Kehle liegt. Sein Lichtkelch öffnet sich nach vorne *und* nach hinten. Seine farbliche Entsprechung ist das helle, lichte Blau. Vom Körper her gesehen ist der Hals die engste Stelle des Menschen, und hier wird mit dem Hellblau *Weite* geschenkt. Es erinnert an den weiten blauen Himmel oder an das lichte blaue Meer.

Von Chakra zu Chakra wurden die Energien immer feiner, die Schwingungsfrequenzen immer höher. Im Kehl-Chakra gibt es nun keinen direkten Bezug mehr zu einem Element, sondern hier haben wir es mit dem feinstofflichen Äther zu tun, der die Grundlage für alle Elemente ist. Aus dem Äther heraus entfalten sich Erde, Wasser, Feuer und Luft.

Das Kehl-Chakra ist somit ein übergeordnetes Energiezentrum, es verbindet Kopf und Körperstamm – Verstand und Gefühl. Es ist eine *Brücke in die geistige Welt*, denn die beiden folgenden Chakras schwingen noch höher in ihren Energien.

Der saphirblaue Pomander lässt uns diese Brücke in innerer Schau erkennen, sie sollte visuell jederzeit erreichbar, ja begehbar sein. Diese Pomander-Energien gestalten den nötigen energetischen Raum, die Brücke ohne Angst und Hemmungen passieren zu können. Die Thematik im fünften Chakra ist die Brücke zwischen der Materie, symbolisiert durch den Körper, und dem Geistigen, symbolisiert durch den Kopf.

Der saphirblaue Pomander wirkt heilsam auf die Kommunikation in allen Ebenen. Zum einen, ähnlich dem türkisen Pomander, auf den kraftvollen Ausdruck der Sprache und die Kommunikationsfähigkeit nach außen überhaupt, zum anderen auf die Kommunikation zwischen verschiedenen Wesensanteilen in uns selbst, in der sich der innere Zweifler oder der Ängstliche mit dem Mutigen oder gar dem inneren Krieger unterhält. Darüber hinaus gibt es noch die Kommunikation zwischen meinem inneren Lehrer oder Meister und mir selbst.

Der saphirblaue Pomander wirkt wohltuend und erleichternd in seiner starken Schutzfunktion, denn im Bereich des Kehl-Chakras erfahren wir Ausblicke in die Tiefe der Seele. Die erleichternde Wirkung kommt auch belasteten Schultern zugute. Da sich das Kehl-Chakra auch nach hinten öffnet, sind körperlich Nacken und Schultern miteinbezogen. Wer kennt nicht das Gefühl von angespanntem Nacken und Verhärtungen in den Schultermuskeln, womöglich weil man sich sehr viel auf die Schulter aufgeladen hat und jetzt gedrückt die Belastung träg. Es mag auch sein, dass uns die Verantwortung, die wir für etwas übernommen haben, zu viel wird. Der saphirblaue Pomander unterstützt solche Klärungsprozesse, was man selbst dazu beitragen kann, damit es *erträglich* wird.

Verantwortungsbewusstsein und Toleranz sind Qualitäten des Kehl-Chakras. In dem Wort Ver-*antwort*-ung steckt der Begriff der Antwort. Wenn wir für etwas die Verantwortung übernehmen, dann finden wir während des Prozesses auch die dazu passende Antwort oder erkennen die Lösung. Um die Antwort zu hören, sollten wir *hinhören*, zum Beispiel auf die Botschaft unseres Höheren Selbstes oder die Anweisung des inneren Meisters. Im Kehl-Chakra liegt der Bezug zu den Ohren, zum Gehorsam und dem Zuhören.

Wenn es um *Lösungen* geht, braucht es in der Regel unsere Erlaubnis, dass es sich lösen darf und wir uns aus unserem Inneren heraus davon lösen – wirklich loslassen. Der Saboteur ist als ein weiterer innerer Anteil von uns dafür da, die ihm einst erteilten Aufträge auszuführen – und das führt er gerne dienstbeflissen durch. Wir sollten immer wieder einmal überprüfen, welchen Auftrag wir dem Saboteur denn gegeben haben, denn es ist sehr wichtig, ihm dann und wann einen neuen Auftrag zu erteilen, wenn wir uns entschieden haben, etwas wahrhaft loszulassen.

Mit dem Begriff der *Toleranz* meine ich das gleichwertige Geltenlassen von Stimmungen, Worten und Taten. Hier wirkt noch von dem darunterliegenden Herz-Chakra die Thematik der Dominanz und der Herrschsucht hinein. Wenn wir im Herzen die Besitzansprüche geklärt haben und für uns auf ein gesundes Maß gekommen sind, dann wird es auch im Kehl-Chakra kein großes Problem werden, tolerant im Umgang mit anderen Lebensformen zu sein. Toleranz braucht die Stärke aus dem Inneren.

Der saphirblaue Pomander hilft auch bei den rein körperlichen Schluckproblemen. Etwas nicht mehr schlucken zu können, kann mehrere Ursachen haben, die jeder für sich ergründen kann. Wenn jemand die Gewohnheit hat, Probleme lieber schnell hinunterzuschlucken, damit sie *weg* sind, muss irgendwann die Täuschung aufgehoben werden, das ist dann die *Enttäuschung*. Im Universum geht nichts, aber auch gar nichts verloren – etwas vor den äußeren oder den inneren Augen zu verstecken, geht meistens nur eine bestimmte Zeit lang. Die Probleme sind mit dem Hinunterschlucken also nicht weg, sondern lagern einfach bis zur Verarbeitung. Manche Menschen schleppen mit solchen Verhaltensweisen enorm viel mit sich herum und wundern sich, dass sie sich kraftlos und müde fühlen, denn dieses Mitschleppen von Ballast kostet sehr viel Energie.

Der leichte saphirblaue Pomander ist hierfür geschaffen, im geschützten Rahmen *verschluckte* Anteile herauszuholen und sie anzusprechen, beziehungsweise sich auszusprechen.

Hier haben beide Geschlechter, Männer und Frauen, noch einiges zu lernen. Einem sehr rationalen Mann kann der saphirblaue Pomander helfen, sich auf der Gefühlsebene einzufinden und seinen Gefühlen Ausdruck zu geben, ohne auf die gewohnte, ihm sichere Verstandesebene zu flüchten. Einer emotionalen Frau hilft er, konkret und klar auf der Verstandesebene zu argumentieren, ohne auf die ihr vertraute Ebene der Gefühle abzurutschen.

4.11. Der königsblaue Pomander

Erwarte nicht von Fremden,
dass sie das für dich tun,
was du selbst tun kannst.

Ennius

Der königsblaue oder kräftig dunkelblau-farbene Pomander duftet süß und nach Wald, seine ätherischen Öle entstammen dem Maiglöckchen und der blauen Kamille. Seine Edelstein-Energien sind im Fluorit und Lapislazuli enthalten.

Der königsblaue Pomander wirkt direkt auf das sechste oder Stirn-Chakra, das sich zwischen den Augenbrauen in der Mitte der Stirn befindet und dessen Lichtkelch sich nach vorne öffnet. Ein weiterer Name für dieses Energiezentrum ist das Dritte Auge, welches nicht die Außenwelt, sondern die Innenwelt sieht. Energetisch versorgt dieses Chakra das Gehirn in seiner übergeordneten Kontrollfunktion für alle Organsysteme.

Der königsblaue Pomander wirkt über das Stirn-Chakra auf das Zentrum und den Auswertungsort aller Wahrnehmungen. Die heilsamen Farben, Düfte und Edelstein-Energien beeinflussen die *innere und äußere Orientierung* und somit das innere *Ausbalanciert-Sein* auf hoher Ebene. Das Gehirn ist eine Kontroll- und Austauschzentrale für Geist und Körper.

Der Körper versucht ständig, ein Gleichgewicht gegenüber allen äußeren und inneren Einflüssen zu erhalten und eine Ausgewogenheit herzustellen. Diese Konstanz des inneren Milieus nennt man Homöostase. Dazu gehört der Wärme-Kälte-Haushalt, das Säure-Basen-Gleichgewicht, die Sauerstoffanreicherung im Blut, der Blutzuckerspiegel und vieles mehr.

Ständig werden Ist-Werte und Soll-Werte miteinander verglichen und gegebenenfalls angeregt oder gebremst. Das Hormon- und das Nervensystem sind hierfür die Regulatoren, deren Hauptkommandostellen beide im Gehirn sitzen.

Der königsblaue Pomander wirkt ebenso heilsam auf der körperlichen Ebene wie auf der Gedankenebene. Gedanken sind ein Ausdruck einer bestimmten Energie, Worte sind eine weitere. Die blaue Energie ist in ihrer kühlenden und distanzierenden Funktion eine liebevolle Unterstützung, keinen zu *heißen Kopf in den Denkprozessen* zu bekommen, die auch als ein *Probehandeln* gesehen werden können. Der königsblaue Pomander kühlt die heißen Köpfe und verschafft einen Überblick.

In manchen Lebenssituationen bietet es sich an, sich die konkrete Lebensphase als ein Theaterstück vorzustellen. Wenn es so ist, dass man nicht mehr weiter weiß, ist es ratsam, sich einmal von der Bühne zu entfernen und aus einer Distanz anzuschauen, welche Rolle man da gerade spielt und welche Regieanweisung ein guter Regisseur dazu geben könnte.

Der blaue Pomander *intensiviert Wahrnehmungen*, sei es dass sie aus dem körperlichen Repertoire kommen oder aus dem seelisch-geistigen.

Die Hormondrüsen im Gehirn, die Zirbeldrüse und Hirnanhangsdrüse, sind fähig, Energien aus dem Universum aufzunehmen, die schneller als Lichtgeschwindigkeit sind. Diese speziellen Drüsen arbeiten mit den Gehirnzellen in engster Gemeinschaft und verarbeiten innere Informationen ebenso wie die von außen kommenden. Eine Abkühlung oder auch Ruhephase durch die Anwendung des blauen Pomanders entspannt die oft reizüberfluteten Organe.

Die Wissenschaft erkennt mehr und mehr die Bedeutung der *Botenstoffe* und Neurotransmitter, wie zum Beispiel das für die Gemütsverfassung wichtige Serotonin. Die immer größer werdende Problematik der Depressionen und ihr vermehrtes Auftreten lässt uns aufmerksamer werden, welche Zusammenhänge und Nachwirkungen zwischen verschiedenen Medikamenten bestehen. Noch zu wenig sind die Wechselwirkungen zwischen Körper- und Gehirnstoffwechsel erforscht.

Die kühlende Ausstrahlung der tiefblauen Farbe kann auch Gefühle der Kälte, der Distanz und damit Isolationsgefühle auslösen oder, falls schon welche da waren, diese verstärken. Dabei will uns die blaue Farbe in hilfreicher Weise in Verbindung mit dem *All-eins-Sein* bringen. Je höher wir die nun zu beschreibenden Energiezentren ins Geistige bringen, umso *ein-samer* wird es werden. Erst wenn wir diese sinnvolle Einsamkeit ebenso wertschätzen können wie den heftigen Tumult im Körper, werden wir die Dualität der Welt erkennen – überwinden können wir sie nie, sie gehört, wie der Atem, zum Mensch-sein.

Im Prinzip können wir nie isoliert sein, denn wir bleiben immer ein Teil des Ganzen. Wir sind ohne Wenn und Aber in das menschliche Netzwerk eingebunden. Es gehört zu jedem persönlichen Reifungsprozess dazu, dass sich unsere Wahrnehmungen auf dem spirituellen Weg von einer großen Masse trennen. Die wichtigen Entscheidungen vor, während und am Ende einer Inkarnation trifft jeder – im Einklang mit seiner Seele – allein. Der königsblaue Pomander macht also nicht einsam oder allein, sondern er schult für genau diesen Prozess, den persönlichen Reifungsweg, um weiterzugehen und dabei auch solche Isolationsgefühle kennen- und verstehen zu lernen. Wenn wir das erfolgreich erlernt haben, wachsen wir in eine nächste Stufe – und dann immer weiter.

Der königsblaue Pomander klärt die Gedanken, schenkt innere Ruhe und inneren Frieden. Er intensiviert alles, was in unserem Kopf geschieht, und erweitert das Bewusstsein unserer zielgerichteten Kräfte, unserer Intuitionen und deren Umsetzung.

4.12. Der violette Pomander

Du bist im Kleinen ein treuer Verwalter gewesen,
ich will dir eine große Aufgabe übertragen.

(Mt 25,29)

Der violett-farbene Pomander duftet nach Veilchen, und auch sein ätherischen Öle entstammen dem Veilchen und zusätzlich der Rose, der Rosengeranie und dem Lavendel. Die Edelstein-Energien sind die des Amethysts, des Diamanten und des Bergkristalls.

Der violette Pomander wirkt direkt auf das siebte oder Kronen-Chakra, das unmittelbar unter der Schädeldecke beginnt und im weiteren in der Aura über dem Scheitel sitzt und seinen Lichtkelch noch oben hin öffnet.

Während wir mit dem Wurzel-Chakra nach unten zur Erde hin offen sein können und eben diese Energiequalität aufnehmen, verbindet das Kronen-Chakra nach oben, zur geistigen Energie hin.

Der violette Pomander schützt uns in diesem Prozess der Öffnung zum Geistigen hin. Violett ist eine *religiöse* Farbe, das heißt, sie verbindet uns mit dem geistigen Ursprung. Das Wort *Religion* bedeutet Rückverbindung, Wieder-Anschluss an etwas Verlassenes. Eine Interpretation ist es, dass wir als Mensch die große Einheit verlassen haben und über den seelischen Reifungsweg die Dualität erfahren müssen, bevor wir *wirklich verstehen* und uns wieder in das große Ganze eingliedern – bewusst und im freien Willen.

Elias Canetti hat über Religion etwas Interessantes gesagt,

dem ich zustimmen kann „Wie unfassbar bescheiden sind die Menschen, die sich einer einzigen Religion verschreiben! Ich habe sehr viele Religionen, und die eine, die ihnen übergeordnet ist, bildet sich erst im Laufe meines Lebens."

Der violette Pomander unterstützt uns gerade in der *Sinnfindung des Lebens*. Es mag immer wieder Phasen geben, wo wir den roten Faden unseres Lebenszieles nicht mehr sehen und in tiefe Traurigkeiten bis hin zu Depressionen fallen. Manche Menschen setzen ihre Erwartungen in das Leben *so* hoch, dass sie ihre Fähigkeiten zwar einsetzen, aber da sie das überhohe Ziel nicht erreichen, von großer Unzufriedenheit beherrscht werden.

Manchmal ist es sinnvoll, diese innere Suche einzugrenzen und *mit dem Finden zu beginnen, als ständig zu suchen*. Hier liegt auch die Gefahr, in eine Sucht abzurutschen, ein Weg, der mit einer Sackgasse zu vergleichen ist. Dies erfordert, den Weg wieder zurückzugehen, um den zum Ziel führenden Weg wieder aufzunehmen. Eine alte Weisheit besagt: Wenn Du es eilig hast, dann gehe einen Umweg!

Wenn wir uns das Universum als *einen* Körper vorstellen, dann ist jeder Mensch eine kleine winzige Körperzelle. Jede, aber auch wirklich jede hat ihre Funktion und arbeitet so für das Ganze.

Tumorzellen beginnen zum Beispiel ein Eigenleben ohne Rücksicht auf die gemeinsamen Interessen – eine Zelle auf einem Ego-Trip – die sogar andere Körperzellen in ihrem Eifer ansteckt und sich so ein neues, der Gemeinsamkeit nicht integriertes Gebilde formt, dass eventuell die ineinander wirkenden Funktionen des großen Wirtes massiv stören, beziehungsweise ihn töten kann. Wir Menschen können das Bewusstsein entwickeln, aktiv am *Heil-werden* und *Gesund-sein* des gemeinsamen großen Ganzen mitzugestalten und uns als wertvollen Teil anzuerkennen.

Die violette Essenz unterstützt uns dahingehend, dass wir in diesen Prozessen auf die innere Stimme hören. Das Kronen-Chakra ist die Verbindung dazu. Es lädt ein, den inneren Meister in uns zu konsultieren und im Einvernehmen samt der Stärken und Schwächen unseren Platz einzunehmen und nicht den Job haben zu wollen, den andere besser tun können. Es gibt in den geistigen Gesetzen kein besser oder falsch, sondern nur ein *anders*. Jeder von uns hat seine spezifischen Qualitäten, über die nur er in dieser Weise verfügt.

Der violette Pomander konfrontiert uns mit unseren Grenzen aus einer geistigen, höheren oder auch tieferen Sicht heraus. Es geht darum, sich die eigenen Grenzen bewusst zu machen, eine rechte Selbsteinschätzung zu üben und auch manche selbstgemachten Begrenzungen zu überwinden. In dem Maße, wie wir solche Einblicke und Ausblicke in das Bewusstsein aufnehmen, unseren Lebenssinn und die Aufgaben darin erkennen, lässt er *tiefe Ruhe und Frieden* einkehren. Der violette Pomander ist der *beruhigendste* Pomander von allen. So wie sich ein Tropfen Wasser im Meer geborgen und angenommen fühlt, so nimmt uns auch die Schöpfung an. Wir sind Teil des Ganzen, und jeder gibt seinen Teil dazu, so gut er es kann.

Mit dem violetten Pomander erfährt man diese Geborgenheit und das Angenommensein ohne Bedingungen. Ähnlich der Sonne, die ihre Sonnenstrahlen ohne Bewertung und Forderungen bedingungslos an alles Leben schenkt.

Das Bild von Tropfen und Meer erinnert daran, dass der Diamant ein Energiebestandteil des violetten Pomanders ist. Er ist der härteste und standhafteste von allen Edelsteinen und regt an, unsere Stärke, das innere Feuer und die Brillanz ebenfalls in das Ganze einzubringen und auch eine gewisse Standhaftigkeit der Zielrichtung und Disziplin in der Ausführung beizubehalten.

Im Altertum galten Edelsteine als erstarrte Tropfen aus göttlicher Substanz, die bei der Schöpfung der Welt in Felsen eingeschlossen wurden. Was für ein schönes Bild, dass Edelsteine in ihrem Werden und Reifen von solcher göttlicher Schöpfungsenergie durchdrungen sind. Edelsteine, und ebenso der Diamant, symbolisieren *auf kleinstem Raum* ein Meisterwerk der Schöpfung.

Auch wenn der violette Pomander eine starke Auswirkung auf die spirituellen Erfahrungen besitzt, so wirkt er auch auf der körperlichen Ebene unterstützend, und zwar besonders bei allen überreizten und überspannten Symptomen. Kopfschmerzen sind zum Beispiel ein großes Wirkungsfeld, wenn ihnen Überforderung zugrunde liegt. Der violette Pomander schenkt, von außen nach innen gehend, Ruhe und Frieden für angespannte Gefäße und Nerven. Auch wenn ein Geschehen zu sehr im Kopf gelöst werden soll – Denken als Probehandeln –, was aber nur im körperlichen Tun erlöst werden kann, dann kann durch die Energie des violetten Pomanders klar werden, dass das Denken das Handeln nicht ersetzen kann, zumindest nicht in dem, was die ganz reale Welt angeht.

4.13. Der magenta Pomander

> Wer möglichst schnell Schutz
> für sich und andere sucht,
> sollte das heilige Geheimnis üben:
> das Austauschen von Ich und Andere.
>
> Shantideva

Der magenta-farbene Pomander duftet fruchtig, und seine ätherischen Öle entstammen dem Lavendel und dem Olibanum. Seine Edelstein-Energien sind im Amethyst, im Granat, im Rubin und im Sugilit enthalten.

Magenta ist eine Mischung aus tiefem Rot und kräftigem Blau-violett. Diese sehr dichte, kraftvolle Farbkombination wirkt ebenso materiell auf das dichte, körperliche Sein wie auf die spirituelle Entwicklung. Es wirkt auf das achte Chakra, das außerhalb des Körpers liegt und die Aura mit höheren, feinstofflichen Ebenen verbindet. Es wird nicht mehr als eins der sieben Haupt-Chakras beschrieben, sondern ist mit dem *Raum, der jenseits der Worte* liegt, verknüpft. Dem Raum, für dessen Beschreibung allgemeine, weltliche Sprachen nicht mehr ausreichen.

Seine Funktionen sind dem siebten, für uns schon höchsten Chakra übergeordnet. Ein wesentlicher Teil, den ich wahrnehmen kann, bezieht sich auf die *liebevolle Verbindung von Geist und Materie* – über die Farben ausgedrückt: vom kurzwelligen Violett mit dem langwelligen Rot. Zwei polare Anteile regieren in Harmonie miteinander. Im Prinzip begegnet es uns in jedem Atom.

Der magenta-farbene Pomander bringt mit der uralten Weisheit in Kontakt, dass *alles in allem enthalten und eins* ist.

Unsere Welt ist die materielle Darstellungsebene von dem, was wir als Blaupause oder Matrix im Geistigen erfahren. Im geschützten Raum des magenta-farbenen Pomanders können wir unsere Kurskorrekturen einsehen. Es obliegt dann unserer Entscheidung und Willenskraft, *wie* wir unser Vorhaben angehen. Es ist oft viel weniger entscheidend, was wir tun, sondern wesentlich ist es, *wie* wir es tun. Wir können die reine Liebe, an deren Quelle wir alle angeschlossen sind, einfließen lassen und so im gesamten Gewebe mitwirken.

Es entscheiden diese kleinen alltäglichen Begebenheiten und Gelegenheiten. Durch die Liebe zu allem Leben erhält unser Alltag und dadurch das ganze Sein eine andere Qualität. Der magenta-farbene Pomander wirkt in dieses Qualitätsbewusstsein hinein und erleichtert das wirkliche Umsetzen der spirituellen Wahrnehmungen. Spiritualität und Materie sind in dieser Essenz in Liebe miteinander verbunden.

Ich hatte lange Zeit großen Respekt vor dieser Aura-Soma-Essenz und brauchte eine Weile, um mich mit ihr anzufreunden. Heute weiß ich sehr wohl warum, sie ließ mich keine Umwege mehr gehen oder forderte mich mehr denn je auf, auf dem rechten Kurs zu bleiben und nicht so oft auszuweichen. Abgehobene Gedanken nützen in der Realität nicht viel. Es erfordert die ganze Kraft, Körper, Geist und Seele in echter Liebe zu vereinen. Der zeitgenössischer Meister Nyoshul Khenpo drückt es so aus: „Die Natur von allem ist illusorisch und flüchtig. Wesen mit dualistischer Sicht halten Leiden für Glück, denen vergleichbar, die Honig vom Rasiermesser schlecken. Wer an konkreter Wirklichkeit festhält, ist bemitleidenswert: Richtet das Gewahrsein nach innen!"(1)

4.14. Der pink Pomander

> Wir haben gelernt, wie die Vögel zu fliegen,
> wie die Fische zu schwimmen –
> doch wir haben die einfache Kunst verlernt:
> wie Brüder zu leben.
>
> Martin Luther King

Der pink oder rosa-farbene Pomander duftet blumig und süß, seine ätherischen Öle sind aus der Rosengeranie, seine Edelstein-Energien entstammen dem Rosenquarz, dem rosa Turmalin und dem Morganit.

Der pink Pomander wirkt auf die *Liebe in ihren schönsten*

und intensivsten Formen. Die Auswirkungen dieser Essenz hätte ich einerseits schon bei der Beschreibung des Herz-Chakras einfließen lassen können, aber andererseits ist er so übergeordnet in seiner Unterstützung und lädt ein, über unsere bisher gewohnten Grenzen hinauszugehen, dass er nach der Beschreibung des siebten und gar achten Chakras geeigneter ist.

Der pink Pomander schützt unsere Aura von außen nach innen hin, wenn wir uns der Liebe, ihrer Wärme und ihrer Kraft öffnen. Es mag sein, dass wir dann in unserer Weichheit besonders gefährdet für unerwartete Verletzungen sind.

In jeder menschlichen Beziehung sind wir oft noch nicht frei von sogenannten Projektionen, das heißt, dass jemand etwas in uns wahrnimmt oder wir etwas im Gegenüber, was nicht direkt nur mit uns selbst zu tun hat. So geschieht es manchmal, dass ein Mensch in einem anderen etwas erkennt, was er sich selbst nicht erlaubt und es deshalb im Gegenüber neidet und verurteilt – oder etwas, was er an sich nicht leiden mag und es deshalb im anderen doppelt so schlimm bewertet.

Dieses auf einen anderen Menschen zu spiegeln oder zu projizieren, enthält zwar für denjenigen auch ein Körnchen Wahrheit, denn ein Ausdruck oder eine Tat war ja der auslösende Kristallisationspunkt, dennoch hat es nicht immer das Ausmaß, wie der projizierende Partner es sieht.

Der pink Pomander *schützt uns vor den gestauten Energien und Aggressionen*, die über andere auf uns zukommen. Er hilft im Erkenntnisprozess, dass wir oft nur die *Projektionsfläche* oder der Spiegel sind, so dass uns die Aggression nicht im persönlichen Wesenskern verletzen kann.

Wenn wir mittels der pink Essenz eine warme und entspannte Atmosphäre geschaffen haben, lassen sich die Anteile, die wirklich etwas mit uns zu tun haben, von den falschen Spiegelungen unterscheiden. Die Anwendung des pink Pomanders ist insofern besonders in schwierigen Zweiergesprächen eine unschätzbare Hilfe und ebenso in Gruppenprozessen. Wenn in Seminaren eine respektvolle und tragende Gruppenatmosphäre aufgebaut wurde und die Teilnehmer den geschützten Raum wahrnehmen können, geschehen ehrliche und tiefgehende Erkenntnisprozesse der Einzelnen ohne willentliches Zutun. Zu Anfang eines Seminars weiß man dabei noch nicht, wer für wen ein Lernpartner sein wird.

Der pink Pomander verströmt die nötige *Achtsamkeit*. In der Form der konstruktiven und aufbauenden Kritik ist immer auch ein Anteil an der Würdigung der Person zu achten.

Der pink Pomander entspannt aufgeladene Situationen. Ohne eine gewisse Spannung geschieht im Körper und Geist nichts; ein zu hohes Maß an Spannung verhindert aber ebenso viel.

Die pink Essenz ist für mich wie eine *Brücke zur universellen Liebe*. Sie fordert das Herz auf, alles, was wir an Kraft, Mitgefühl und Liebe im Herzen tragen, zu *verschenken* – ohne renditeorientierte Motivation. Wir brauchen dabei keine Bedenken zu haben, dass auch nur ein Gramm oder ein Funke davon verlorenginge. Nichts geht im Universum verloren, es ändert höchstens seine Erscheinungsform. Die Liebe ist dabei manchmal wie ein Bumerang. Wir werfen ihn in eine Richtung und warten eine Weile, bis er aus einer anderen Richtung wieder zurückkommt. Mit der Liebe ist das ebenso – wenn ich sie selbstlos verschenke, kommt sie zu mir zurück. Hatte ich im Hinterkopf einen Wunsch oder eine Erwartung mit dem Schenken verknüpft, dann bleibt er womöglich irgendwo auf der Strecke hängen – dort, wo diese Energie eine Resonanz gefunden hat.

Es mag sein, dass das Erlernen und Erleben der wahren Selbstlosigkeit ein Lebensthema ist, denn davon gibt es schon so viele falsch verstandene Varianten. Die Liebe, als die große Lebenslehrerin – mehr dazu auch bei der Meisteressenz-Beschreibung – zeigt uns an unseren Resultaten und Erfolgen, wo wir im Sinne der Selbstlosigkeit echt oder noch unecht gehandelt haben. Es gibt für das wahre selbstlose Handeln einige Hinweise. Der Autor Michail Czikzentmihaly beschreibt in seinem Buch, dass wir in bestimmten Lebenssituationen so etwas wie einen Energiestoß spüren, der ein Glücksgefühl und etwas unbeschreiblich Schönes an sich hat, *das nach mehr schmeckt.*

Wenn wir wirklich im Sinne der echten Selbstlosigkeit handeln und die Anwendung universeller Lebensgesetze immer besser verstehen, geschieht so etwas, dass die zurückkommende Energie den Anstoß für das nächste Geschehen gibt und so weiter. Eine Energielosigkeit gibt es gar nicht mehr. Energielosigkeit oder Energiemangel existiert nur in unseren Vorstellungen.

Das Universum verfügt über unerschöpfliche Energiequellen; unser Umgang stimmt allerdings noch nicht immer mit den kosmischen Gesetzen überein. Mit dem pink Pomander erfahren wir diese Fülle an universeller Liebe. Er überbrückt erste Schwierigkeiten und lässt unseren Lebensstrom an diesem großen Ganzen teilhaben. Dieser Zustrom von allumfassender Energie ist so voller kraftvoller Zärtlichkeit, so voller unsagbarer Fülle und Glückseligkeit, dass niemand, kein Wesen der Erde, noch Hunger – ich meine den seelisch-geistigen Hunger – verspüren könnte.

4.15. Der weiße Pomander

Aus nassem Ton formt man Gefäße,
aber das Leere in ihnen ermöglicht
das Füllen der Krüge.
So ist das Sichtbare zwar von Nutzen,
doch das Wesentliche bleibt unsichtbar.

Lao-Tse

Der weiß-farbene Pomander duftet etwas medizinisch, dabei warm und stimulierend. Seine ätherischen Öle sind aus Kajeput und Lorbeer gewonnen, und seine Edelstein-Energien entstammen dem Morganit, dem Bergkristall und dem Selenit.

Die Flüssigkeit des weißen Pomanders ist im Prinzip eine klare und durchsichtige. Ähnlich wie der Bergkristall, dessen Energie auch in dem weißen Pomander vorkommt. Wenn konzentriertes Licht in den Bergkristall (Quarz) einfällt, erscheint durch den Prisma-Effekt das gesamte Farbspektrum des Regenbogens. Der weiße Pomander *enthält die Botschaften aller Farben – aller sichtbaren und unsichtbaren Farben.* Denn wer könnte denn mit Sicherheit sagen, dass dies alle Farben sind, die wir Menschen sehen.

Die Farbbeschreibungen sind, je nach Zustand der Netzhaut im Auge, eine subjektive Empfindung. Deshalb kann man den weißen Pomander für *alle* Chakras, beziehungsweise Lebensthemen wählen. Er verbindet nicht mit spezifischen Energien, sondern schenkt die *Fülle des Möglichen.* Er öffnet für das ganze Spektrum des Lebens – dabei ist er der *intensivst Schützende.* Gerade weil sich eine menschliche Aura die Qualitäten herausfiltern kann, die sie benötigt.

Dieser Prozess läuft dann ohne unser willentliches Steuern ab, ganz intuitiv. Er legt eine weiße Lichthülle um die Aura und ermöglicht einen geborgenen Schutzraum. In diesem laufen Bewusstseinsvorgänge in dem für jeden Einzelnen stimmigen Zeitraum ab.

Zeit und Raum sind ohnehin Hilfsmodelle für unser menschliches Verständnis.

Der weiße Pomander schützt aber nicht nur die feinstofflichen Hüllen, sondern hilft auch bei konkreten *Verletzungsfolgen* von außen. Zum Beispiel wenn übermäßige Strahlung, wie nach der Reaktorkatastrophe von Tschernobyl, unsere Lebensatmosphäre bedroht, oder im kleinen, alltäglichen Leben, wenn wir – überflutet von Reizstoffen – nur noch den einen Ausweg in die Allergie finden, oder wenn unser Körper übermäßig stark auf Insektenstiche reagiert.

Die Botschaft des Edelsteins Turmalin lautet, in jeder auch noch so ausweglosen Situation neue Verhaltensmöglichkeiten zu erkennen. In der Allergie sieht der Körper meist aus Gründen von Überforderung das Allergen als einen Ersatzfeind an, gegen den dann sein Immunsystem rebelliert. Es ist im Prinzip eine Projektion auf rein körperlicher Ebene, weil der Mensch sich nicht anders zu helfen weiß und das zugrunde liegende Thema verdeckt bleibt.

Der weiße Pomander bietet hier konkrete Hilfe an. Er macht ein Licht an, damit wir die Umstände auf unserem Lebensweg besser erkennen können. Er kann auch – ähnlich wie Edelsteine – Kräfte vermitteln, dass wir Impulse über unsere innere Stimme vernehmen, was zu tun wäre. Aber das Tun, das wirkliche Umsetzen, müssen wir selbst einleiten.

Der weiße Pomander ist ähnlich dem violetten eine *Quelle von Ruhe und Entspannung*. Durch das gesamte Spektrum der sichtbaren und unsichtbaren Farben ist er eine Kraft, die einen Ausgleich schafft und die innere Balance wiederherstellt.

4.16. Ihre Anwendungen

Enttäuschungen sollte man verbrennen,
nicht einbalsamieren.

Mark Twain

Im Vorfeld über die Anwendungen will ich darauf aufmerksam machen, dass Aura-Soma-Essenzen Wundermittel sein können, aber nicht immer sind. In manchen Fällen der Anwendung braucht es Geduld und Ausdauer, um Wirkungen klar im Bewusstsein zu empfinden. In der Regel ist es ähnlich wie bei gut passenden homöopathischen Mitteln, dass die Betreffenden manchmal trotz äußerlicher Verschlimmerungen sich von innen heraus besser oder irgendwie wohler fühlen. Ich fand im „Tibetischen Buch vom Leben und vom Sterben" ein gutes Gedicht, das beschreibt, dass der wahre Wandel in der Tiefe des Herzens manchmal etwas dauert. Es heißt:
Autobiografie in fünf Kapiteln:
1. Ich gehe die Straße entlang.
   Da ist ein tiefes Loch im Gehsteig.
   Ich falle hinein.
   Ich bin verloren…Ich bin ohne Hoffnung.
   Es ist nicht meine Schuld.
   Es dauert endlos, wieder herauszukommen.

2. Ich gehe dieselbe Straße entlang.
   Da ist ein tiefes Loch im Gehsteig.
   Ich tue so, als sähe ich es nicht.
   Ich falle wieder hinein.
   Ich kann nicht glauben, schon wieder am gleichen Ort
   zu sein. Aber es ist nicht meine Schuld.
   Immer noch dauert es sehr lange, herauszukommen.

3. Ich gehe dieselbe Straße entlang.
   Da ist ein tiefes Loch im Gehsteig.
   Ich sehe es.
   Ich falle immer noch hinein…aus Gewohnheit.
   Meine Augen sind offen. Ich weiß, wo ich bin.
   Es ist meine eigene Schuld.
   Ich komme sofort heraus.

4. Ich gehe dieselbe Straße entlang.
   Da ist ein tiefes Loch im Gehsteig.
   Ich gehe darum herum.

5. Ich gehe eine andere Straße. (2)

Zu Beginn der Beschreibungen von Aura-Soma-Essenzen erwähnte ich schon kurz, wie man die alkoholischen Flüssigkeiten gegenüber den Balance-Ölen anwendet. Hier will ich es jetzt detailliert beschreiben.

Wie findet man den richtigen Pomander für die entsprechende Situation?

Während eines Gesprächs mit einem ausgebildeten Aura-Soma-Berater besteht die Möglichkeit, die ganze Palette der Aura-Soma-Pomander zu sehen, und man kann sich intuitiv von einem Pomander anziehen lassen. Oft ist es zuerst die Farbe, die uns fasziniert oder in irgendeiner Weise anspricht. Die Schönheit der Farben allein öffnet oft schon ein erstes Tor in uns. Denn was das Herz sucht, das finden die Augen.

Wenn wir dann das kleine Kunststoff-Fläschchen (25 ml Inhalt) öffnen und den Geruch wahrnehmen, gibt es manchmal eine freudige und angenehme Überraschung, dass uns der Duft anspricht. Es mag aber auch sein, dass uns die Intensität des Geruchs erschreckt und irgendetwas zwischen Farbe und Geruch noch nicht zusammenpasst. Dann kann es hilfreich sein nachzuspüren, *was* genau dieser Geruch auslöst. Wenn wir dann im Kontakt mit den aufkommenden Bildern und Assoziationen bleiben, erfahren wir Näheres über uns selbst. Ein Geruch kann in der Erinnerung wie ein Bild an etwas geprägt sein, das dann wiederbelebt wird und eventuell reif zum Freilassen ist.

Weitere Möglichkeiten, erstmals mit Aura-Soma-Pomandern in Kontakt zu kommen, bestehen in Seminaren, wo sie zum Schutz und zur Intensivierung von Wahrnehmungen eingesetzt werden können, oder man sieht sie bei einem Therapeuten, bei Freunden oder Bekannten.

Gleich auf welche Art man die Pomander erstmals sieht, man sollte immer dem eigenen Gefühl vertrauen und sich von innen heraus führen lassen. Man kann auch im Kontakt zu einem bestimmten Thema gezielt die Frage stellen, welcher der Pomander jetzt, in dieser Situation, unterstützend wirken würde. Auch wenn man zuerst etwas über die Pomander gelesen hat, sollte man das speziell Beschriebene für eine Zeit an die Seite stellen und der Intuition Vorrang lassen.

Wenn man sich für einen farbigen Pomander entschieden hat und für eine Erfahrung bereit ist, stellt man sich aufrecht hin, öffnet den Drehverschluss des Fläschchens und gibt sich mit der rechten Hand etwa zwei bis drei Tropfen in die linke Handfläche. Normalerweise erfordert es keine besondere Geschicklichkeit, das Fläschchen wieder zu verschließen und es vor sich hinzustellen, ohne die Tropfen in der Hand zu verschütten. Danach verreibt man mit der rechten Hand die Flüssigkeit und beginnt die gewählte Aura-Soma-Essenz in die Aura zu fächeln. Man beginnt am Kronen-Chakra, also über dem Scheitel, und umfährt seinen Kopf in einigen Zentimetern Abstand, so als wolle man etwas in seiner Aura streichen.

Es können auch kleine lockere Handbewegungen gemacht werden, so als wolle man die Aura etwas auflockern und dabei die Essenz eingeben. Man umfährt den Kopf, Hinterkopf und Gesicht, geht dann weiter und umfährt mit den Händen Nacken und Schulterbereich, soweit das am Rücken ohne große Anstrengung möglich ist. Danach umfährt man die beiden Arme jeweils mit einer Hand und geht weiter zum Körperstamm. Die Aura des Brust-, Bauch- und Beckenraums lässt sich leicht mit den Händen bestreichen oder umfahren, auch am Rücken hoch, soweit das ohne Verrenkungen gut geht. Dann die Hüften und Beine hinunter bis zu den Füßen, jeweils Vor- und Rückseite. Dann fächelt man wieder nach oben. Ich lernte es so, dass man dann jeweils kurz an den sieben Haupt-Chakras anhält und sich vorstellt, wie der entsprechende Lichtkelch diese gewählte Farbe aufnimmt. Zu Anfang und zuletzt sollte man an den Händen riechen. Gerade am Schluss der Pomander-Anwendung halte ich meine Hände in dem Abstand, der mir angenehm ist. Bei einigen sehr intensiven Düften brauche ich zunächst etwas Abstand. Dabei atmet man die Farbe, den Duft und die Edelstein-Energien ein und nimmt sie dadurch ganz in die Lungen und das Körperinnere auf. Überhaupt ist es sehr wichtig, während dieser ganzen Anwendung mit der gesamten Aufmerksamkeit bei sich selbst zu sein und die Essenz bewusst aufzunehmen. Dieses Geschehen gleicht einem Tor, das wir für die Essenz aufmachen und damit unsere Bereitschaft signalisieren.

Im nächsten Kapitel beschreibe ich eine allgemeine Meditationsanleitung, wie man sie gestalten *kann*. Es gibt unzählige Variationen, wie man sie umgestalten kann. Wenn keine Meditation nach der Anwendung folgt, sollte man wenigstens einige Minuten die Essenz mit der Aufmerksamkeit wirken lassen, bevor man wieder anderen Dingen nachgeht. In dieser Einwirkungszeit können wir auch die Wertschätzung und Dankbarkeit aus dem Herzen fließen lassen, die wir für solche tief wirkenden und unterstützenden Hilfen empfinden.

Es gibt auch Situation, in denen wir das nicht in solcher oben beschriebener Ausführlichkeit tun können. Es geht auch sehr viel diskreter. Es muss überhaupt nicht groß auffallen, wenn ich sie zum Beispiel kurz vor einem Vortrag anwende oder gar im Zug oder im Zusammensein mit anderen Menschen, die nichts davon wissen, und wo zudem die Situation auch jetzt nicht die ist, andere von der Wirksamkeit inspirieren zu wollen.

Dann nehme ich mir ebenfalls zwei bis drei Tropfen in die Hand, und es mag so aussehen, als würde ich mit einer gut duftenden Essenz die Hände einreiben. Ich gehe zum Kopf hin, als würde ich meine Haare umfahren, und lege dann meine Hände unauffällig auf das Chakra, dem die Farbe entspricht oder bei dem ich das Gefühl habe, sie wäre da hilfreich. Auch bewusst den Duft einzuatmen, fällt nicht groß auf.

Mit etwas Einfühlungsvermögen wird die Anwendung bei Kindern, kranken oder bettlägerigen Menschen, Tieren und Pflanzen in der Form abgewandelt ablaufen, wie es die Situation erfordert. Auch hier gilt es, der Intuition zu vertrauen. Wenn wir bei anderen Menschen Pomander anwenden, weise ich deutlich auf das Einverständnis der Person hin. Missionarische Tätigkeiten oder gar *Zwangsbeglückungen*, also jemandem mit Nachdruck von der heilsamen Wirkung überzeugen zu wollen, ist nicht erlaubt, sondern das sind, ebenso wie der Hochmut des Herzens, Stolpersteine auf dem persönlichen Entwicklungsweg.

Aura-Soma-Pomander sind keine Essenzen, mit denen man den Körper einreiben sollte, und sie sind keine Essenzen für Duftlampen.

Es folgen einige Hinweise, in welchen Situation Pomander angewendet werden können.

Anwendungsmöglichkeiten von Aura-Soma-Pomandern:

◊ Vor oder während einer Meditation, dazu im nächsten Kapitel ein Vorschlag.

◊ In alltäglichen Lebenssituationen, in denen wir spüren, dass wir Hilfe oder Unterstützung benötigen.

◊ Vor schwierigen Gesprächen, Prüfungen, nach Aufnahme schlechter Nachrichten, in kritischen und uns ängstigenden Situationen.

◊ Wann immer wir merken, dass uns die Situation sehr fordern wird, und Bedenken haben, in unserer inneren Balance zu bleiben.

◊ Wann immer wir ein Bedürfnis nach Schutz verspüren.

◊ Wenn unsere eigenen Entspannungstechniken nicht ausreichen.

◊ Für Therapeuten: Am Anfang des Tages, um sich selbst zu stabilisieren oder vor intensiven oder schwierigen Behandlungen.

◊ Vor Seminaren oder Gruppensitzungen, um selbst energetisch vorbereitet zu sein.

◊ Vor einer Reiki-Behandlung frage ich den zu Behandelnden, welchen Pomander er sich intuitiv wünscht, während ich als Behandler in seiner Aura bin. Dies dient seinem Schutz und einem Gefühl von Geborgenheit.

◊ Zum Reinigen oder Aufladen von Edelsteinen und Kristallen gebe ich einige Tropfen des Pomanders in meine Hände, verreibe sie und halte dann in der geschlossenen Hand den Edelstein und bleibe mit meiner Achtsamkeit und Aufmerksamkeit dabei. Oder ich stelle mir vor, wie die heilsamen Energien der Farben, Düfte und Edelstein-Energien auf den Stein einwirken.

◊ Bei der Auswahl für Säuglinge oder Kleinkinder, die noch nicht selbst auswählen können, bitte ich mein Höheres Selbst um innere Führung, um von meinem *Helferwunsch* frei zu werden. Ich bitte darum, dass mein Höheres Selbst Kontakt zu dem anderen Höheren Selbst aufnimmt und vertraue dem ankommenden Impuls.

◊ Wenn es die Situation erfordert, bitte ich den Patienten, einen Pomander auszuwählen, der ihn in der Begleitung seines Heilungsprozesses unterstützt und mitträgt.

4.17. Eine Meditationsanleitung mit einem Pomander

Ihr seid zur Freiheit berufen, Brüder!

(Gal. 5,13)

Auch dazu gibt es nun mehrere Möglichkeiten. Einmal kann man einen Pomander *vor* der Meditation ausgewählt haben, mit dem man eine tiefe Erfahrung wünscht, man kann sich *während* einer Meditation von einer Essenz anziehen lassen oder am Ende der entspannenden und leer-machenden Meditation, also *danach*. Ich werde im Folgenden eine ausführliche Anleitung geben, in der man während der Meditation, wenn man im Kontakt mit der zu lösenden Problematik ist, einen Pomander auswählt. Es ist dann leicht, diese Form entsprechend abzuwandeln.

Ich werde die persönliche Anrede in der Meditation wählen, weil ich die höflich-distanzierte Form des *Sie* bei inneren Gesprächen noch nie wahrgenommen habe. Auf der Seelenebene gibt es kein weltliches Sie, sondern eine feine Form des Respektes und der Achtung, die sich auch über das Du ausdrückt.

Bereite für die Meditation alles vor. Die Dir passende Zeit und der für Dich stimmige Raum sind Voraussetzungen für Deine Entspannung und für die Tiefe Deiner Meditation. Sorge dafür, dass Du nicht vom Telefon oder irgendetwas anderem gestört wirst. Oder Du triffst die Entscheidung, Dich von nichts stören zu lassen. Es wird immer Geräusche um uns geben, auf die wir keinen Einfluss haben, aber wir können bestimmen, ob sie auf uns Einfluss haben. Wenn Du mehrere Pomander oder gar alle hast, dann stelle sie vor Dir in einer Reihe oder in einem Kreis auf, so, wie es Dir gefällt. Beginne dann wie folgt, wenn Du Deine Rahmenbedingungen geschaffen hast:

◊ *Nimm eine bequeme Sitzhaltung ein, wie sie jetzt für Dich stimmt. Schaue mit Deinen äußeren Augen die vor Dir stehenden Aura-Soma-Pomander an und nimm die Außenwelt um Dich herum bewusst war, ohne Dich auf etwas festzulegen oder Dich auf etwas zu konzentrieren.*

◊ *Dann schließe Deine Augen und wende Deine Aufmerksamkeit nach innen. Spüre nach, wo Du sitzt, und spüre, wie Du getragen bist. Spüre die Wärme, die Dich umgibt, so dass ein Gefühl von Geborgenheit und Wohlbefinden wachsen kann.*

◊ *Erlaube Dir nun, ganz in Deinem Körper anzukommen. Lade alle Wesensanteile von Dir ein, alles, was bis zu diesem Zeitpunkt noch abwesend von Dir war, möge ganz und vollständig in Dir vereint sein. Deine Aufmerksamkeit und Deine ganze Achtsamkeit ist jetzt auf Dich gerichtet.*

◊ *Lenke Deine Aufmerksamkeit auf Deine Atmung. Begleite ein paar Atemzüge lang das regelmäßige Ein- und Ausatmen. Es geschieht von ganz allein, ohne Dein willentliches Zutun. Folge Deinem Atemrhythmus. Du atmest ein: Frische Luft und Lebensenergien strömen in Dich ein und füllen Dich auf. In den Lungen geschieht der Austausch von Alt und Neu. Du atmest aus: Altes und Verbrauchtes strömen aus Dir heraus. Dein Brustraum hebt und senkt sich in jedem Atemzug. Die Gewissheit von Versorgt-Sein wächst,*

und Entspannung kann sich ausdehnen und mit jedem se-
gensreichen Atemzug in die Körperzellen fließen.

◊ Erlaube Deinem ganzen Körper zu entspannen. Lade ihn
ein, von allen übermäßigen Spannungen, angefangen vom
Kopf bis zu den Fußzehen, loszulassen. Ein Teil Deines Ge-
hirnzentrums übernimmt solange die innere Wache für
Dich. Einfach so, wie Du jetzt bist, ist es in Ordnung.

◊ Erlaube Dir, dass Du Gedanken oder Impulse, die Dich noch
beschäftigen, die sich Dir wie angeflogen anbieten, ganz einfach ausatmest oder sie über Deine Verwurzelung abfließen
lässt. Erlaube Dir, frei und leer zu sein.

◊ Dann wende Dich mit Deinen inneren Augen und Deiner
ganzen Aufmerksamkeit Deinem Herzen zu. Stelle Dir bildlich Dein Herz als eine Quelle von Licht vor, oder spüre Dein
Herz als eine Quelle von Wärme und Liebe. Eine unerschöpfliche, überlaufende Quelle von Wärme, Licht und Liebe, die
sich in Deinen ganzen Körper hin ergießt. Mit jedem Herzschlag und jeder Pulswelle fließen Licht, Liebe und Wärme in
jedes Organ und in jede einzelne Körperzelle – so lange, bis
jeder Teil von Dir so viel Herzensenergie aufgenommen hat,
wie jetzt dort gebraucht wird.

◊ Wenn Dein Körper aufgefüllt ist mit der Energie, die er sich
jetzt wünscht, dann behalte das Bild der inneren Lebens-
quelle bei und erlaube, dass Licht, Liebe und Wärme über
Deinen Körper hinaus in Deine einzelnen Energiezentren
und in Deine feinstofflichen Körper fließen. Stelle Dir bildlich vor, dass sich eine helle Lichthülle um Dich herum bildet. Sie wirkt zu Deinem Schutz und Deinem Gefühl von
Geborgenheit. Genährt und immer wieder lichtvoll verstärkt
wird sie durch die Liebe Deines Herzens. Konzentriere Dich
so lange auf diese Lichthülle um dich, bis Du sie nach allen
Seiten hin geschlossen wahrnimmst; hinten am Rücken wie
über dem Kopf und unter den Füßen.

◊ Sende nun noch bildlich Lichtstrahlen von Deiner Herzens-
quelle über Deine Füße hinaus, also über Deine Verwurzelung hinaus, in Mutter Erde – als Dank an Mutter Erde, die
Dich trägt, nährt und Dich so annimmt, wie Du jetzt gerade
bist.

◊ Sende bildlich Strahlen der Liebe, des Lichtes und Deiner
Wärme in das Zentrum Deines Höheren Selbst und über
Deinen Scheitel hinaus zur kosmischen Urquelle von allem
Licht und aller Liebe.

◊ So bist Du mit Deinem Körper, der Erde und der geistigen
Quelle im Universum über Deine Energiekörper verbunden.
In Dir vereinen sich die geistigen Energien und die irdischen.
Du selbst bist Vermittler oder Vermittlerin dieser beiden Pole
und gestaltest das Zusammenwirken von Geist und Materie
in Liebe in Deinem alltäglichen Leben.

◊ Erlaube nun, dass die Lebenssituation in Deinem Bewusstsein auftaucht, die jetzt Deine Aufmerksamkeit wünscht. Es
mag ein körperlicher Impuls sein oder Gefühle tauchen auf,
die in Dir noch unverarbeitet sind; oder auf der Gedankenebene zeigt sich Dir ein Begriff oder eine Problematik, die
beachtet werden will. Lasse diese Situation ganz präsent werden, so konkret wie möglich. Gib ihr Raum und schenke ihr
Deine ganze Achtsamkeit.

◊ Wenn Du Dein Thematik klar vor Deinen inneren Augen
hast oder sie genau fühlen kannst, dann lenke Deine Aufmerksamkeit auf Dein Höheres Selbst und bitte um innere
Führung – und sei bereit, dich führen zu lassen. Vertraue den
Impulsen, die sich nun zeigen oder in einer für Dich stimmigen Art und Weise auftreten. Spüre nach, welcher Hilfe und
Unterstützung Du dich öffnen willst, welche Art von Energie
gebraucht wird, um in dem Prozess heil zu werden oder die
Zusammenhänge zu verstehen oder einen Schritt weiterzugehen.

◊ *Suche mit zunächst geschlossenen Augen die Verbindung zu einem der Aura-Soma-Pomander und lasse Dich dabei im Kontakt mit der Thematik von innen heraus führen. Wenn du eine Anziehung oder einen Impuls spürst, öffne Deine Augen und nimm Dir den Pomander, der Dich ruft oder zu dem Du im Einklang mit Dir selbst die stärkste Anziehung spürst.*

◊ *Wende ihn an, indem Du das Fläschchen öffnest, Dir ein paar Tropfen in die Hand gibst, sie verreibst und sie in Deine Aura verteilst. Atme dann die Essenz ein und lege die Hände dorthin, wo Du hingeführt wirst (eventuell über dem entsprechenden Chakra oder der körperlichen Stelle).*

◊ *Dann schließe wieder Deine Augen und wende Dich mit dem Duft, der Farbe und den Edelstein-Energien Deinem Inneren zu. Stelle Dir vor, wie Dich die Energien des Pomanders von außen nach innen hin berühren und Deine Aura durchströmen. Wenn Du bereit dazu bist, dann öffne auch Deine innersten Türen und Pforten, um die Botschaft und die Weisheit Deiner gewählten Essenz in Deinen Wesenskern aufzunehmen. Die Pomander-Energie schenkt Dir dazu den Schutzraum nach außen und verstärkt den Lichtschutz, den Du von Deinem Herzen her aufgebaut hast. Weiterhin schenkt sie Dir Unterstützung und helfende Energie in Deinem Prozess, ob nun körperlich oder geistig. (Dazu etwas Zeit lassen ...)*

◊ *Nimm nun das, was Du auf Deinen Wahrnehmungsebenen erlebt hast, in Dein Herzensbewusstsein auf; und nimm Dir nun noch die Zeit, klar und konkret das Erlebte auf Deinen Alltag zu übertragen. Was bedeutet das Erfahrene für Dich ab jetzt? Welche Maßnahmen und Verhaltensweisen sind zum Umgang mit Deinem Thema sinnvoll? Sei Dir der kosmischen Gesetze, wie innen – so außen, wie im Kleinen – so im Großen, bewusst. Vertraue Deinen Wahrnehmungen.*

◊ *Komme nun langsam zu Ende mit diesem aufnehmenden Teil der Meditation und lasse Dankbarkeit aus Deinem Herzen fließen: In Deine Körper grobstofflicher und feinstofflicher Art, in die Urquelle von Licht und Liebe, in Mutter Erde, an die Einheit von Vater-Mutter-Gott, in alles, wie es in Dir und um Dich herum ist. Atme eine Weile Frieden ein und Liebe aus. Beende die Meditation langsam, atme bewusst ein und aus, bewege Dich sanft in Deinem Körper, recke oder strecke Dich und öffne die Augen, um wieder wach und klar in Deiner Außenwelt zu sein.*

Diese Art von Meditation kann in der für Dich stimmigen Art und Weise verändert werden. Klebe nicht an meinen Worten, sie sind nur ein Vorschlag.

Man kann sich auch vor der Meditation einen Pomander aussuchen, den man dann nach der Einstimmung (Entspannung, Atmung, Herzquelle bewusst stärken) anwendet und auf seine Problematik oder seinen Heilungswunsch einwirken lässt. Oder man erfährt in der Meditation den Pomander, der ab jetzt eine willkommene Hilfe bietet.

5. Die Aura-Soma-Meisteressenzen

Der Same Gottes ist in uns ...
Birnensamen wachsen zu Birnbäumen heran,
Haselsamen zu Haselsträuchen,
und Gottessamen zu Gott.

Meister Eckhart

Über die Meisteressenzen zu schreiben, ist eine der größten Herausforderungen für mich. Sie bedeutet, mein Ego wirklich ganz an die Seite zu stellen und das ohne eigenmächtige Verschönerungen zu Papier zu bringen, was die Meister-Energien in meinem Herzen auslösen.

Über die Meisteressenzen zu schreiben bedeutet, noch mehr in die spirituellen Körper einzutauchen, ohne die Verwurzelung im irdischen Körper zu verlieren. In die spirituellen Körper gelangen wir über unsere Gefühle. Es gilt, sich den Hemmungen, gar Ängsten zu stellen, sie anzuschauen und sie dadurch zu erlösen. Es gilt ebenso, der Freude und der Schönheit in solchen Konzentrationen und Dimensionen zu begegnen, die unser Zell- und Organbewusstsein in ihrer Schwingung stark erhöhen.

Die Erfahrungen, die uns mit Aura-Soma-Meisteressenzen zuteil werden, sind *Erfahrungen jenseits der Worte*. Ich versuche, sie in Worte zu fassen oder zumindest Begriffe und Bilder anzubieten, die die Qualität umschreiben und den Leser zumindest in die Nähe der Botschaft bringen.

Die einzelnen Meisteressenzen bestimmten Lebens- und Reifequalitäten zuzuordnen, ist für mich ähnlich schwierig oder gar schwieriger, als die Zuordnung von Edelsteinen und Kristallen. Bei den Edelsteinen hat man etwas Materielles in Händen, unsere Augen können etwas sehen, unsere Hände etwas fühlen. Die Meisteressenzen führen uns in Bereiche, in denen wir mit unseren inneren Augen hinschauen und mit inneren Wahrnehmungsorganen vertrauen lernen müssen. Sie begleiten in neue Dimensionen. Dabei können Erfahrungen mit den schützenden und bewusstseinserweiternden Pomandern erste Voraussetzungen gewesen sein. Der Umgang und Gebrauch ist aber keine Bedingung für die Anwendung von Quintessenzen.

Den Begriff des Meisters habe ich im ersten und zweiten Kapitel umrissen, jetzt führt uns der Weg noch mehr in die Tiefe, beziehungsweise in die Höhe. Der Aufstieg ist letztendlich ein Abstieg in unser Selbst. Ich erinnere an die Dualität der Dinge und die oft paradoxen Wortbedeutungen.

Die Meister sind unabhängig von jeder Religion. In jedem Zeitalter gab es solche Begriffe wie *Lehrer* und *Meister*. Sie führen aus Abhängigkeiten hinaus und nicht in solche hinein. Sie sind mehr als bewusstseinserweiternd und festigen unsere Schritte, wenn wir Neuland betreten.

Vicky Wall sprach von den Quintessenzen sehr achtsam, und ihr großer Wunsch war es, die Meister nicht als etwas zwischen dem Menschen und Gott verstanden zu wissen. So wie es im Christentum eine Hierarchie von Engeln und Erzengeln gibt, die Gott dienen und die uns hilfreich zur Seite stehen und uns dennoch nicht auffordern, wie sie selbst zu werden – so sind auch die Meister zu verstehen. Sie sind im Neuen Zeitalter da, um uns in neuen Bewusstseinsprozessen zur Seite zu stehen und das Höhere Selbst als unseren inneren Meister zu schulen. Sie treten mit uns in Resonanz, um uns auf die nächsten Etappen der Menschheitsentwicklung vorzubereiten. *Sie bieten uns den Schlüssel an, damit wir ein neues, erweitertes Haus des Bewusstseins aufschließen können.* Diesen Schlüssel anzuwenden und durch die Tür hindurchzugehen, liegt im Entscheidungsbereich eines jeden Menschen selbst. Es braucht unsere Motivation und das Vertrauen, ganz in die Kraft zu gehen.

Ich erinnere noch einmal daran, dass dies alles nur Hilfsbilder sind, denn diese verschlossenen Türen, die mit den Schlüsseln aufgehen, die wir symbolisch von den Meistern dargeboten bekommen, sind nichts anderes als unsere *gedanklichen Widerstände* oder gefühlsmäßigen Prägungen, die durch die freiwerdende Liebe unseres Herzens aufgelöst werden können. Je mehr ich diese Liebe zum Beispiel für Lady Nada oder Meister Hilarion empfinde, umso mehr Liebe wird in mir frei, die dann mein Inneres heilt. Ich vermute, dass wir Menschen schon eine ganze Menge von Umwegen gegangen sind.

Wenn wir dazu bereit sind, erfahren wir durch die Meister eine *Ausrichtung* auf unseren Wegen. Es mag uns manchmal wie eine Kurskorrektur vorkommen. Die Meisteressenzen zeigen sich unserer Wahrnehmung als Lichtstrahlen. Es ist dies nicht die Qualität der Lichtstrahlen unseres gewohnten Licht- und Farbspektrums, wie zum Beispiel die der Pomander-Reihe, sondern es geht darüber hinaus. Die Lichtstrahlen beziehen sich auf die kosmische Ebene. Es sind die übergeordneten Farben, Energien und Botschaften des Universums. *Diese Lichtstrahlen können für uns Leitstrahlen sein, an denen wir uns zu orientieren vermögen.*

Die Farbenergien der Meisteressenzen liegen, außer der Christus-Energie (dunkelrot) und Djwal Khul-Energie (smaragdgrün), alle im Pastellbereich. Es sind feine, sanfte und dennoch sehr kraftvolle Energien, die mit den spirituellen, feinstofflichen Körpern und Chakras in Resonanz schwingen.

Durch das sich entwickelnde und wachsende Bewusstsein der kosmischen Ebenen werden uns mit den Meisteressenzen auch die bisher unbewussten, weil nicht erkennbaren Chakras fassbarer, nämlich das achte bis zwölfte Chakra. Wir öffnen uns allmählich für die Informationen, die uns diesen neuen Raum erschließen und erfahrbar machen. Information ist Licht, die Quintessenzen bieten uns dieses Licht an. In dem Begriff In-*form*-ation steckt: In Form kommen. Durch die Informationen der Meisteressenzen erleben auch wir Menschen erweiterte Formen der Feinstofflichkeit.

Für unsere inneren Augen heißt das, neue Lichtfrequenzen wahrzunehmen und sie als Wahrheit anzunehmen; sich im Einklang mit seinen Stärken und Schwächen auf den neuen Weg zu trauen, von dem man manchmal gerade so viel sieht, dass es für den nächsten Schritt reicht. Der Überblick ist nicht mehr in dem vertrauen Maße da, sondern es braucht das erweiterte Vertrauen in das Geführt-werden.

Die Aufnahme von männlicher und weiblicher Energie ist gefordert, wobei es die weibliche Qualität ist, die für die Information empfänglich ist, um sie aufzunehmen und sie versorgend zu stärken – im vollen Vertrauen, dem großen, übergeordneten Plan der Selbstfindung zu dienen. Es braucht die weibliche Fähigkeit, bereit zur Hingabe zu sein. Die männliche Qualität ist aufgerufen, für Schutz und Geborgenheit zu sorgen und dann, wenn die Zeit reif ist, diese Energien umzusetzen, sie zur rechten Zeit am rechten Ort ins große Ganze zu integrieren und sie aktiv am großen Gewebe der Schöpfung mitwirken zu lassen.

Dabei erfahren wir die Schwingung der universellen, göttlichen Liebe in der reinen, selbstlosen Form. Im Kontakt mit den Meisteressenzen erfahren wir sehr viele verschiedene Formen der Lösung. Das Vertrauen in die Richtigkeit der neuen Erfahrungen fordert auf, das Selbst von dem Druck des oft zweifelnden und ängstlichen Ichs zu erlösen. *Frei zu werden von zu viel Gepäck auf dieser persönlichen Entwicklungsreise.* Es wird uns leichter werden, wenn wir unseren Rucksack als ein Bild unserer selbst aufgeladenen Last dahingehend überprüfen, ob wir das Mitgeschleppte auch wirklich noch brauchen oder ob es nun an der Zeit ist, einiges loszulassen. Das bedeutet auch – wenn wir das Gesetz von Ursache und Wirkung, von Saat und Erde verstanden haben – unsere Wirklichkeit so zu gestalten, dass wir Freude, Schönheit und ein *gesundes neues Miteinander* ernten.

Allerdings steht uns der Verstand dabei manchmal im Weg. Gerade wenn es um das Loslassen geht, ist es oft der Verstand, beziehungsweise der innere Wesensanteil mit dem Namen *Saboteur*, der neue Verhaltensweisen behindert. Der dienstbeflissene Saboteur führt immer nur *den* Auftrag aus, dem wir ihm irgendwann einmal gegeben haben. Er schützt unsere sogenannten Komfortzonen, das sind die veralteten, manchmal bequemen Denk- und Verhaltensweisen, mit deren Übel wir uns arrangiert haben, weshalb wir das Risiko des Neuen lieber vor uns herschieben. Da wir solche Wesensanteile – wie den Saboteur oder auch den Perfektionisten – unbedingt benötigen, ist es sinnvoller, ihnen den aktuell passendsten Auftrag zu geben. Ebenso können wir den Verstand trainieren und unsere Gedankenwelt erweitern, wenn wir das Alte endlich freilassen wollen.

Phyllis Krystall schreibt von dem Vergleich unseres Verstandes (mind) mit einem Affen. Bietet man ihm Erdnüsse in einer Flasche mit einem engen Hals an, durch den er gerade seine Hand hineinstrecken kann, dann wird er mit seiner Hand – und seinem beschränkten Verstand – die Erdnüsse packen und nicht mehr loslassen. Auch wenn er dadurch unbeweglich wird, weil er mit einer Hand in der Flasche keinen rettenden Baum mehr erklettern kann und ganz leicht einzufangen ist.

Aber was er hat, das hat er – unser Verstand. Unser Verstand ist es, der uns in Gedanken und Taten in Fesseln legen kann, und unser Verstand im Einklang mit dem Höheren Selbst ist es, der uns von den Fesseln auch wieder befreien kann.

Einige persönliche Entwicklungswege sind vollgepfropft mit Wünschen und Vorstellungen, von denen sich so manche als Enttäuschungen entpuppen werden.

Sathya Sai Baba sagt: „Eure Aufgabe ist es, alles loszulassen. Gebt alle eure Pläne auf, auch die besten, lasst ab von allen Theorien, die ihr euch zurechtgelegt habt, lasst alle Doktrinen los, die euch so lieb und teuer sind, alle Wissenssysteme, die euer Gehirn verstopfen, die Vorlieben, die ihr euch angeeignet habt, euer Streben nach Ruhm, nach Vermögen, nach Gelehrsamkeit und auch danach, auf irgendeine Art besser zu sein als die anderen. Das alles ist materiell ausgerichtet. Kehrt erst in die materielle Welt zurück, wenn ihr euch des *atman* bewusst geworden seid. Dann werdet ihr erkennen, dass alles ein Spiel des *atman* ist." (3)

Mit Atman ist die göttliche Essenz in allem gemeint, das höchste Prinzip des Lebens überhaupt.

Wenn wir den energetischen Informationen der Meisteressenzen vertrauen und sich die Körperfrequenzen erhöhen, wird es uns *ganz von selbst leicht werden, erschwerenden Ballast loszulassen*.

Ein Erklärungsmodell für den manchmal blockierenden Verstand liegt in dem Bild einer *unaufgeräumten Bibliothek*. Es gibt die Theorie, dass intelligente Wesen eine Zellkernstruktur haben könnten, in denen *zwölf* DNS-Stränge harmonisch miteinander funktionieren. DNS ist die Abkürzung für Desoxyribo-Nuklein-Säure und bezeichnet die Aminosäuren unserer Gene, also der Erbinformation, die in jeder einzelnen Zelle enthalten ist. Sie ist wie eine in sich gedrehte Spirale aufgebaut, die aus *zwei* Strängen besteht. Die anderen

Informationen, die für eine Spirale aus zwölf DNS-Strängen gebraucht würden, sind zwar potenziell vorhanden, aber eben, wie im Bild der unsortierten Bibliothek, gerade nicht auffindbar. Viele der menschlichen Fähigkeiten liegen brach; dass wir Menschen nur einen sehr kleinen Teil des Gehirns nutzen, bestätigen auch Hirnforscher. Die Aura-Soma-Meisteressenzen bieten uns auf dem Wege zur inneren Ordnung Licht und Information an, damit wir unsere Bibliothek aufräumen und Zugang zu dem tiefen Wissen in uns finden.

In der Anwendung einer Meisteressenz öffnen *wir* uns der Botschaft eines bestimmten Meisters. Wir sind dann bereit, uns von diesem Kraftfeld und der darin enthaltenen Weisheit inspirieren zu lassen und geben uns der Resonanz seiner Schwingung hin. Es ist wie eine *Feineinstellung unserer inneren Wahrnehmungsorgane* auf einen bestimmten Sender im Universum.

Auch bei den Meisteressenzen sind Farben und Düfte erste Anziehungsmerkmale, zusätzlich kommt hier nun eine spezifische Energie dazu, nämlich die Meister-Energie, die – unter anderem – wie ein Leitstrahl der Orientierung sein kann oder bestimmte Wesenszüge aktiviert.

Jeder Meister bringt eine Vertiefung in einen ganzen Komplex von Lebensaspekten und Qualitäten. Dabei sind sie klar und sehr konkret in ihren Absichten, den suchenden und sich öffnenden Menschen zur Seite zu stehen. Sie klopfen nicht an, sie reißen keine von uns erbauten Schutzmauern ein. Wenn wir jedoch die Tür aufmachen, dann sind sie da; und sie erfreuen sich unserer Dankbarkeit und des Erfolges auf unserem Weg.

Die Botschaften, die uns durch die Meister vermittelt werden, sind nicht wie schöne Worte, die man in der Tiefe seines Gedächtnisses stapeln sollte. Sie sind dazu da, dass wir sie in uns und in unserer Umgebung leben.

5.1. El Morya

El Morya ist die hellblaue Meisteressenz mit frischem, blumigem Duft, bei den Balance-Ölen steht Blassblau über Blassblau. Die Botschaft von El Morya ist das Einverständnis des Menschen gegenüber der Schöpferkraft, dass *Gottes Wille durch den Menschen wirke – denn Sein Wille ist Liebe.* Das bedeutet tiefes Vertrauen und echte Hingabe. Sein sehr starkes Licht begleitet uns, wenn wir bereit sind, unsere Tiefen in uns selbst zu ergründen. Wo Licht ist, weicht die Dunkelheit, sie löst sich auf. Das Licht El Moryas ist ermutigend und befreiend. Befreiend in dem Sinne, dass wir mit ihm gemeinsam erkennen, was wir noch an schwerem Ballast mit uns im Reisegepäck führen, das uns daran hindert, den Willen Gottes durch uns geschehen zu lassen.

Seine Vertrauensbotschaft stärkt unser Höheres Selbst, das im Einklang mit der Seele vom übergeordneten Wirken weiß. Es ist mir an dieser Stelle wichtig, meinen Einblick zu dem sogenannten übergeordneten Wirken oder auch Plan darzustellen. Ich glaube daran, dass es eine Macht gibt, die unteilbar eins ist und die ich als die Urquelle von allem Licht und aller Liebe sehe, ich nenne sie Urschöpferkraft oder Einheit Vater-Mutter-Gott. Alles Geschaffene, ob Mineral, Pflanze, Tier, Mensch oder Lichtwesen, trägt diese göttliche Essenz in sich, die das höchste Prinzip des Lebens, nämlich die Liebe, darstellt. In diesem Spiel des Lebens sind wir als Menschen keine Marionetten, sondern tragen in uns den Kern des freien Willens. Wir können selbstständig wählen und unsere Lebensenergien für den Spielraum des Mitgestaltens einsetzen.

Die Kraftquelle dabei ist die Sonne, die ohne Bewertung allen gleich ihre lebensspendenden Kräfte schenkt. Dem vermeintlich Bösen ebenso wie dem Guten. Neben der Urschöpferenergie gibt es weitere Variationen von erschaffenden Energien, die aufgrund ihres freien Willens nicht auf das Ziel des gesunden Miteinanders innerhalb der Evolution ausgerichtet sind.

Zur Zeit sieht es manchmal so aus, als würde unser erwartetes Neues Zeitalter im Chaos versinken. Es gibt Menschen, die sich ihrer Kraft und ihres freien Willens sehr bewusst sind und ihren Dominanz- und Machtwunsch für egoistische Ziele verwenden. Das große gemeinsame Ziel scheint für viele verschiedene Gesichter zu haben. Zur Zeit gilt es, und dafür stehen uns die Meister-Energien auch unterstützend zur Seite, einen Überblick in dem vorherrschenden Chaos zu behalten und sich der inneren, ewigen Werte bewusst zu bleiben.

Es ist Zeit hinzusehen, wo wir aktiv unsere Wirklichkeiten mitgestalten und wo wir Teil eines Ganzen sind und uns in tiefem Vertrauen fügen müssen. Wir wählen, ob wir mit unserem Schicksal noch hadern oder ob wir uns mit unserer Willenskraft bewusst einsetzen.

Der Wille des Höheren Selbstes ist eins mit allen anderen und wirkt gemeinsam am Gewebe des universellen Lebens. El Moryas Licht hilft in der Unterscheidung zwischen dem Ego-Willen und dem Höheren Selbst-Willen. Es mag sein, dass wir in Verbundenheit mit dem energetischen Kraftfeld von El Morya in Lebenssituationen kommen, die uns Konfrontationen und Auseinandersetzungen mit Autoritäten bringen. Erkennen wir mit diesem einfließenden Licht, wer die wahre Autorität ist, der wir uns fügen. In diesen Autoritätsthemen können Erinnerungen an unsere Eltern auftauchen – sei es, dass sie für uns mit guten Erfahrungen einhergehen und die Rollenbilder als Mutter und Vater positiv geprägt sind, sei es, dass sie mit schlimmen, schmerzlichen Erinnerungen gekoppelt sind.

Vater und Mutter sind die ersten Menschen im jetzigen Leben, die uns etwas lehrten und die ersten Verhaltensmuster prägten. Sie brachten uns auch bei, was Gehorsam und Achtsamkeit ist. Wichtige Bausteine für unser Lebensbild.

Die hellblaue Farbe von El Morya wirkt über die Aura des Kehl-Chakras auf die Ohrregion und somit energetisch auf das Hören, das Hinhören auf die innere Stimme des Höheren Selbstes.

Wenn wir uns auf die Meister-Energie der Hingabe und des Dienens mit El Morya einstellen, erkennen wir im höchsten Maße unseren Lebenssinn. Wenn Gott durch uns wirkt, ist nichts, auch nicht die kleinste Tat umsonst oder nutzlos. Alles ist sinnvoll. So hilft El Morya in vielen Fragen, die mit Lebensaufgaben, Sinnlosigkeit, Egoismus und Selbstlosigkeit zu tun haben.

Mich berührt immer wieder die unergründliche Tiefe des Vertrauens, wenn ich mich der Energie von El Morya öffne. Ich lernte mit ihm, die Bedeutung von Hingabe wertzuschätzen.

Der weibliche Anteil von El Morya ist Lady Miriam von Chaldäa, herabgestiegen von Ur. Vicky Wall bekam diese Namen und Botschaften sowie alle Meisternamen in ihren Meditationen.

In einem Büchlein über „Meditationen und Anrufungen für jeden Tag der Woche" steht, dass Meister El Morya, der Chohan des Ersten Strahles und Lenker des Göttlichen Willens, sagt: *„Die Wahrnehmung all eurer Pflichten bringt es mit sich, dass ihr weniger als andere an euch denken könnt, und das ist gut so, denn die Bedürfnisse des Ichs sind in Wirklichkeit gar nicht so groß, nur die Menschen erweitern sie zu einer Wichtigkeit, die ihnen nicht zusteht. Dieses überbewertete Ich-Bewusstsein treibt den Menschen dazu an, immer mehr in Äußerlichkeiten zu fallen, und er wird dadurch die wahren Werte des Lebens nicht mehr erkennen. Das Verständnis für den Mitmen-*

schen geht dabei nach und nach verloren und wird erst wieder erwachen, wenn das kleine Ich zum Schweigen kommt.

So ist es euch Schülern gegeben, dem Mitmenschen die Hand zu reichen und die Liebe eures Herzens zu aktivieren, um jeden, der zu euch kommt, in Licht und Wärme einzuhüllen. Euer eigenes Dasein wird auf diese Weise reicher und schöner, und die Verantwortung, die ihr für die Ausbreitung des Lichtes übernommen habt, macht euren Blick freier und weiter und führt euch vom eigenen kleinen Ich hinweg."(4)

Meditationsimpulse mit El Morya:

Am Ende dieses Kapitels beschreibe ich eine allgemeine Meditationsanleitung sehr ausführlich, an dieser Stelle will ich einige Meditationsimpulse erwähnen, die sich in der jeweiligen Kraftfeldenergie anbieten. Nach einer individuellen Einstimmung lädt El Morya ein, folgende Themen auf sich wirken zu lassen:

◊ Das Gesetz des Lichtes erkennen: wo Licht ist, weicht die Dunkelheit.

◊ Mit dem Licht und dem Vertrauen El Moryas in die Tiefe zu gehen und sich selbst und seine Beweggründe zu erforschen.

◊ Den persönlichen Willen und den Willen Gottes zu erkennen und unterscheiden zu lernen.

◊ Meditiere über das Gayatri-Gebet:
   Du, der du die Quelle aller Kraft bist,
   deren Strahlen die ganze Welt erleuchten,
   erleuchte auch mein Herz,
   so dass auch dies dein Werk tun kann. (5)

◊ Im Einklang mit sich selbst und seinen Qualitäten sein. Rollenverhalten, Anerkennung von inneren und äußeren Autoritäten

◊ Wahres Dienen und echte Hingabe

◊ Im Vertrauen, dass Gottes Wille durch Dich geschehe, werde frei und vergib Dir und anderen, es wäre nur Ballast auf Deinem Weg.

◊ Finde eine für Dich stimmige Affirmation. Zum Beispiel: Nicht mein, sondern Dein Wille geschehe – Dein Wille geschehe durch mich – Gottes Wille wirkt durch mich.

5.2. Kuthumi

Die Aura-Soma-Quintessenz von Meister Kuthumi ist blassgold und riecht blumig, würzig. Als Balance-Öl steht Blassgelb über Blassgelb. Seine feinen Farben wirken in die Aura des Solarplexus und senden über diese Lichtfrequenz die Chancen des Erkennens. Kuthumis Botschaft – oder das energetische Kraftfeld – beinhaltet *die tiefe Weisheit, dass alles Geschaffene, ob Mineral, Pflanze, Tier, Mensch oder Geistwesen, EIN Bewusstsein hat.* Diese verschiedenen Ebenen von Bewusstsein kommunizieren miteinander.

Wir Menschen können mit dieser Hilfe die Brücke zwischen zwei verschiedenen Bewusstseinsebenen überqueren. Kuthumi schenkt dem Universum seine vermittelnden und miteinander kommunizierenden Qualitäten. Er fördert in uns die freudvolle Gemeinsamkeit und das Zusammengehörigkeitsempfinden.

In der indianischen Kultur sprach man vom Geist bestimmter Dinge, und jeder kannte sein sogenanntes Krafttier, es wurde symbolisch oft als Amulett getragen. Andere Begriffe für diese Formen von Bewusstsein sind bei den Pflanzen die Pflanzengeister, auch Devas genannt, es gibt die Hüter von Edelsteinen und es gibt den Begriff der Lichtwesen und Engel.

Im Kraftfeld von Kuthumi lernen wir die verschiedenen Bewusstseinsstufen zu erkennen, zu achten und uns miteinander auszutauschen. Es schafft ein Gefühl von *Verbundenheit und dem wahren Eins-Sein*. Einsam fühlen wir uns als Mensch, wenn wir nur auf einer, nämlich unser eigenen menschlichen Bewusstseinsstufe bleiben. Erweitern wir den Wahrnehmungshorizont, dann werden weitere, in uns verschieden angelegte geistige Energieformen bekannt werden. Wir sind im Prinzip *nie* einsam, sondern können uns nur im *All-eins-Sein* mit allem verbunden fühlen.

Die Meister-Energie von Kuthumi wirkt auf diese Weise auf die verschiedensten Ängste und Hemmungen. Angst haben wir oft vor *dem uns fremden*, vor etwas, was uns nicht vertraut ist. In der vermittelnden Begleitung und unserem Wunsch, den Angstzustand wirklich verändern zu wollen, werden wir vertraut mit dem, was uns Angst macht oder den Weg blockieren kann. Wertschätzung und Dankbarkeit für den symbolischen Stolperstein, der sich in Ängsten und Hemmungen zeigen kann, wird unsere innere Einstellung sehr verändern.

Etwas sehr Wesentliches von Meister Kuthumis Energiefeld ist dabei die *Leichtigkeit* und sein *echter Humor*. Wenn ich in meinen persönlichen Prozessen die ganze Sache etwas unpersönlicher sehe, bekommt der Verlauf oft eine Wende. Wenn ich über mich selbst lachen kann, nehme ich der Angelegenheit übertriebene Spannung, und neue Handlungsmöglichkeiten zeigen sich.

Vicky Wall erkannte die Verbindung von Meister Kuthumi zu dem Heiligen Franz von Assisi, der ein Vorbild von Mitgefühl war und dem es besonders leicht fiel, mit dem Bewusstsein von Vögeln und anderen Tieren zu kommunizieren. Franz von Assisi repräsentierte das energetische Kraftfeld Kuthumis. Auch Lord Maitreya oder Buddha Maitreya wurde ihr in dem Zusammenhang genannt. Maitreya bedeutet *liebende Güte*, Buddha Maitreya war der Buddha des Mitgefühls

– einer wahrhaften Qualität des Herzens. Mitgefühl mag vielerlei Facetten haben, eine sehr spezielle las ich in Sogyal Rinpoches Buch „Das tibetische Buch vom Leben und vom Sterben". In der Geschichte ging es um Asanga, der im 4. Jahrhundert in Indien gelebt hatte. Sein sehnlichster Wunsch war es, dass Buddha Maitreya ihm erscheinen und ihn lehren möge. Viele Jahre meditierte er in den Bergen, klärte sich und hoffte, ihm möge dieses Geschenk der Erscheinung zuteil werden. Öfters wollte er aufgeben, hielt aber seine Meditationen über zwölf Jahre durch. Dann gab er doch auf, und auf seinem Weg nach Hause sah er einen halbverwesten Hund am Wegrand liegen, der sich nur noch auf seinen Vorderpfoten weiterziehen konnte. Asanga überkam tiefes Mitleid und gab dem Hund ein Stück Fleisch von seinem Körper. Das Mitleid wuchs, und er wollte den Hund von den Maden befreien, die den verwesenden Hundekörper aufzehrten. Um aber die Maden selbst nicht zu verletzen, wollte er dies mit seiner Zunge tun – in diesem Moment verwandelte sich der verwesende Hund in die lichtvolle Erscheinung Maitreyas. Asanga war überrascht und fragte ihn, warum er ihm in all den Jahren in den Meditationen nicht erschienen sei. Maitreya entgegnete ihm, dass er die ganze Zeit bei ihm gewesen sei, Asanga ihn aber nicht wahrgenommen habe. Seine Vorstellungen, seine Wünsche hätten dies verhindert. Asanga musste erkennen, dass niemand der anderen Menschen um ihn herum Maitreya sehen konnte. Sie waren nicht vom wahren Mitgefühl erfüllt und hatten nicht das echte, ehrwürdige Erbarmen im Herzen, sondern waren verblendet.

Das Energiefeld von Meister Kuthumi lehrt Mitgefühl und Achtung gegenüber anderen Bewusstseinsformen in unserer Umgebung, in unserer jetzigen Welt. In ihr sind Begegnungen mit den Kraftfeldern der Edelsteine und Kristalle, den Devas von Pflanzen und Bäumen und mit Engeln möglich.

Ich erlebte vor Jahren eine Begegnung mit der Meister-Energie von Kuthumi. Ich nahm an einem Seminar auf Kreta teil, dessen Inhalt die Einweihung ins eigene Mysterium war. Jeder Teilnehmer wählte sich intuitiv einen Edelstein aus, der ihn auf seinem Weg unterstützen könnte. Mein Stein war eine fast klare Naturzitrin-Kugel (Farbe blassgold). Während eines speziellen Rituals auf einem Berg wurden wir von der Seminarleiterin geführt, intuitiv zu einer Aura-Soma-Meisteressenz zu finden. Das war für mich Meister Kuthumi. In der anschließenden Meditation *sah* ich ganz klar und konkret vor meinen inneren Augen Bilder, wie ich eine bestimmte Energiebehandlung ausführen sollte. Ich sah, wie durch bestimmte Handstellungen in der Aura des Rückens der Lebensstrom gereinigt und gestärkt werden würde. Ich erkannte klar, was die einzelnen Handpositionen bedeuteten. Ich nahm dies innerlich zur Kenntnis, konnte aber noch nicht sehr viel damit anfangen. Zu jenem Zeitpunkt war mir der Begriff des Lebensstroms noch nicht bewusst. Ich verstand, dass sich mir in Verbindung mit Meister Kuthumi und dem Zitrin dieses Geschenk der Lebensstrom-Behandlung offenbarte. Ich war aufmerksam, welche Anweisungen noch dazu kämen. Dies war dann auch so. Die Seminarleiterin sprach am darauffolgenden Tag auffällig oft über den Lebensstrom und seine Bedeutung und wunderte sich selbst, dass dieses Wort an jenem Tag eine überaus große Bedeutung hatte. Ich erkannte den Zusammenhang zwischen den Bildern der Energiebehandlung am Rücken eines Menschen und dem Lebensstrom.

Am Rücken können wir so viel vor unseren äußeren Augen verstecken, dort liegen oft Blockaden oder Verengungen des Lebensenergiestroms. Ich hielt mich noch oft an diesem Meditationsort auf dem Berg auf, wo mir die ersten Anweisungen gegeben wurden. Ich bat Meister Kuthumi, mir wesentliche Rahmenbedingungen zu eröffnen, und erst als ich alle Einzelheiten verstanden hatte, konnte ich die Lebensstrom-Behandlung als geboren ansehen. Heute muss ich darüber lächeln, wie lange ich brauchte, um diesen inneren Anweisungen zu vertrauen. Damals stand ich solchen Botschaften skeptisch gegenüber.

Im Laufe der Jahre kann ich sie zwar nicht besser erklären, aber ich vertraue den Erfahrungen, die ich durch solche Impulse erlebe.

Im Energiefeld von Meister Kuthumi erlebt man *Auf-gaben*, beziehungsweise etwas eigenes auf-zu-geben, ohne dabei das Selbst zu verlieren. Ich erhielt in der Lebensstrom-Behandlung eine Aufgabe. Ich bin gefordert, mein Ego zurückzustellen und meinem Selbst zu vertrauen.

Meister Kuthumi gilt als Chohan des Zweiten Strahles und als Weltenlehrer. Er sagt: *„Wir erfüllen getreulich unsere Aufgabe, der Menschheit auf Erden den wahren Sinn ihres Lebens wieder vor Augen zu führen. Die Zeit des tiefen Eintritts in die Materie geht nun vorüber, denn andere, höhere Schwingungen treffen auf das Planetensystem und regen den Geist der Menschen auf ungeahnte Weise an. Der Schlaf des Jahrhunderts ist zu Ende, das Zeitalter der Freiheit bricht an und lenkt Kräfte in die Menschenseelen, die neu für sie sind und sie in eine völlig andere Richtung führen, ungewohnt für ihren bisher getrübten Blick.*

Das so fest verwurzelte Weltbild, das höhere Erkenntnisse ausschloss und durch Begrenzungen und religiöse Dogmen geprägt war, die noch aus den düsteren Jahrhunderten herüberreichen, wird schnell hinweggefegt. Freiheit des Geistes, wahre Erkenntnis des menschlichen Lebenszweckes, Entfaltung der inneren Kräfte, brüderliche Liebe – das sind die Werte, die das Neue Zeitalter hervorbringen wird, und die Menschheit wird offen für sie sein. Eine überlebte Epoche, an die sich noch viele klammern, weil sie ihren irdischen Besitz festhalten wollen, geht zu Ende und mit ihr die Überbewertung materieller Errungenschaften." (6)

Meditationsimpulse mit Kuthumi:
Nach individueller Einstimmung ist man im energetischen Kraftfeld von Meister Kuthumi eingeladen, folgende Themen auf sich wirken zu lassen:
◊ Sei dankbar allem Lebendigen gegenüber.
◊ Werde in Deiner Empfindung eins mit einer Blume, einem Baum, und begreife das Wesen der Pflanze und welche Botschaft sie für Dich hat.
◊ Eins-Sein mit einem Edelstein
◊ Eins-Sein mit einer Dir bisher wenig vertrauten Ebene
◊ Die Verbundenheit zu allem Geschaffenen erspüren.
◊ Begegne neuen Ebenen oder Dir noch nicht vertrauten Kraftfeldern mit Herz und Mitgefühl, ohne Ängste und Hemmungen, nur in gesunder Vorsicht.
◊ Lerne die Qualität Deines Mitgefühls kennen.
◊ Atmung ist Austausch, Kommunikation ist Austausch
◊ Wie viel Raum lässt Du echtem Humor, dem Lachen und der Leichtigkeit?

5.3. Lady Nada

Die Aura-Soma-Quintessenz von Lady Nada ist hellrosa und duftet herrlich nach Rosen. Bei den Balance-Ölen steht Blasspink über Blasspink. Lady Nada ist *die Meisterin des Herzens,* dass heißt, ihre Botschaft lehrt uns *die bedingungslose Liebe.*

Die Liebe von Lady Nada bereichert im Wurzel-Chakra die Selbstannahme und unsere Bereitschaft, Liebe annehmen zu dürfen. So selbstverständlich das für einige von uns klingen mag, für manche ist Selbstwert ein Problem. Im Sakral-Chakra wirkt ihre Liebe auf unsere Vitalität und lässt sie kraftvoll sein. Der Mut im Solarplexus wird gepaart mit Liebe zum sinnvollen Kraftstrom und nicht zur verletzenden Aggression. Die Qualität der *Gut-müt-igkeit* findet hier ihren Einsatz, die, wenn sie sich zeigt, andere manchmal einlädt, sie auszunutzen. Auch im sinnvollen Grenzensetzen kann man *guten Mutes* sein.

Im Herz-Chakra, dem Hauptsitz der Liebe, steigert Lady Nada die Intensität des Empfindens und eröffnet neue Dimensionen. *Die reine Liebe ist das Wissen, das im Herzen zur Weisheit wird.*

Im Kehl-Chakra wird durch ihre Liebe unsere Stimme herzlich, echt und fließend. Stauungen und Hemmungen, etwas auszusprechen, lösen sich auf. Wir bleiben im gesunden Kommunikationsfluss. Sind unsere Gedanken mit Liebe und Verständnis durchwoben, gewinnen sie andere Strukturen, als wenn sie mit Härte durchtränkt sind. Wenn sich die Kraft der Liebe mit der Kraft der Gedanken vereint, werden sich unsere Verhärtungen und gar Blockaden verändern, sie werden aufweichen und sich lösen.

Im Kronen-Chakra verhilft uns die Liebe von Lady Nada zur wahren Selbstlosigkeit und dem tiefen Wunsch, der großen Gemeinschaft in stabiler Balance zu dienen.

In ihrem energetischen Kraftfeld lernen wir liebevolles Vertrauen in die kosmischen Gesetze – innen wie außen, oben wie unten. Den Menschen, die auf einen weiteren in der Außenwelt erscheinenden Erlöser oder Meister hoffen und warten, führt sie in ihr Herz. Wir haben diese göttliche Gabe der alles heilenden Liebe schon erhalten, wir tragen sie, oft ohne unser Bewusstsein, in uns. Unter denen, die auf einen äußeren Helfer warten, ist niemand, der die erlösende und heilende Liebe nicht schon empfangen hätte.

Lady Nada repräsentiert die Weisheit, dass männliche Qualitäten *gleichermaßen liebenswert* wie weibliche sind. So unterstützt sie besonders die Menschen, die mit ihrer Seelenentscheidung, als Frau oder Mann hier zu sein, Schwierigkeiten haben.

Überhaupt sind die Menschen besonders in das weite Herz des Kraftfeldes aufgenommen, die sich in großer Not befinden. Die einzige Kraft, die tröstet und heilt, ist die Kraft der bedingungslosen Liebe. Mit Lady Nadas Hilfe lernen wir Menschen, anderen eine gesunde Fürsorge zu schenken. Ich betone die *gesunde Fürsorge*, denn man kann mit Liebe auch jemanden erdrücken. Im sogenannten Helfer-Syndrom hilft man anderen mit der Hilfe, die man selbst gerne hätte. *Wahre Fürsorge* erkennt, wann das Gegenüber Liebe oder Unterstützung benötigt und wann es wieder gut für sich selbst sorgen kann. Im übertriebenen Helfen ist die Bedingungslosigkeit der Liebe verlorengegangen. Man erwartet eine Gegenleistung, und Enttäuschungen sind dann vorprogrammiert.

Erhebt sich die Liebe des Herzens wirklich und wird vom Menschen bewusst gelebt, bewirkt das große Entwicklungsprozesse auf dem persönlichen Reifungsweg. Eine sich gesund entwickelnde Persönlichkeit nährt und unterstützt andere auf ihrem Weg ohne großes Aufsehen, denn wahre Gesundheit bedeutet eine für sich und andere beglückende Lebensgestaltung.

Die große Meisterin des Herzens hilft uns in den Vorbereitungen, dass wir uns hier auf Erden bewusst werden, dass *wir Menschen selbst die Manifestation der reinen, selbstlosen Liebe sind*.

Lady Nadas Energie der Liebe ist ein einziges wundervolles Fließen. Wer sich diesem Fluss öffnet, erlebt die Reinigung und das Freilassen von negativen Emotionen, wie Neid, gestauten Aggressionen, gar Zorn.

Eine weitere Qualität dieser großen Meisterin ist die Konzentration und Intensivierung im Empfindungsbereich. Mit ihrer Energie ist es besonders intensiv mitzufühlen, besonders intensiv Musik zu hören, besonders intensiv zu lieben – auf welcher Ebene es auch sein mag. Mit ihr *hört* man nicht nur Musik, man *empfindet* sie im Herzen und gar im ganzen Körper. Die heilsamen Kräfte von Klängen und Stimmen finden mit Lady Nada eine intensive Ausdehnung. Die Kraft der Liebe durchströmt alles, lässt jedes Geschehen im Hier und Jetzt ganz intensiv sein. Dabei lehrt sie uns beachten, dass wir in der grobstofflichen Materie unsere Grenzen kennen und achten lernen, die Verbindungskanäle in die feinstoffliche Welt der grenzenlose Liebe öffnen und Erfahrungen in der harmonischen Verbindung beider Qualitäten machen.

Maria, die Mutter Jesu, repräsentiert das energetische Kraftfeld Lady Nadas. Sie ist mit der reinen Liebe der *Göttlichen Mutter* verbunden. Durch sie erfahren wir das Angenommen-Sein, den Schutz und die Geborgenheit im körperlichen wie im spirituellen Erleben. Wir werden immer das Kind der *Göttlichen Mutter* bleiben, und sie wird da sein und unseren Schmerz lindern, wenn wir uns für sie öffnen.

Ich persönlich erfahre eine unbeschreibliche Fülle von *Zartheit* und *Sanftheit*, wenn ich die Essenz anwende. Der Rosenduft erinnert mich an die *innere* Rose in meinem Herzen, es ist eine weiße Rose, die einer Lotosblume gleicht, die sich in bestimmten Situationen öffnet und grenzenlose Liebe und goldenes Licht ausströmen lässt.

Meisterin Lady Nada gilt als Meisterin und Chohan des sechsten Strahles. Sie sagt: *„Liebe, die Quelle des Lebens, verbindet uns miteinander. Lasst sie auch untereinander wirksam sein! Seht euch eingeschlossen in einen Kreis, das Band der Liebe. Spürt, wie die lichten Energieströme euch durchfluten... Lasst eure Liebe sich ausbreiten, stellt bewusst eure Nächsten,*

mit denen ihr noch nicht immer in Harmonie seid, in einen
Pfeiler der Liebesstrahlung und seht, was geschieht – ihr werdet
erleben, dass sich die Wogen glätten und die Probleme lösen.

Ruft Mich jeden Morgen, bevor ihr an eure Arbeit geht, und
lasst Mich euch zeigen, wir euer Alltag verläuft, wenn ihr mit
Mir zusammen die Liebe in das Tagesgeschehen lenkt. Wenn
wir dann einige Zeit miteinander gearbeitet haben, genügt es,
Meinen Namen zu denken, und der Liebesstrom fließt in alle
Erfordernisse."(7)

Meditationsimpulse mit Lady Nada:
Nach individueller Einstimmung lädt das Kraftfeld von Lady
Nada dazu ein, folgende Themen auf sich wirken zu lassen:

◊ Die Qualität des Mondes erspüren, das widerspiegelnde
weibliche Prinzip.

◊ Ohne Bewertung die erprobten Verhaltensmuster von
Weiblichkeit und Männlichkeit auf sich wirken lassen.

◊ Mit Liebe im Herzen neue Ausdrucksformen seines anders-
geschlechtlichen Parts finden (eine Frau ihre männlichen
Anteile, ein Mann seine weiblichen Anteile). *Finden* (nicht
suchen!)

◊ Das bewusste Wahrnehmen und die Wirkung von Klängen
und Musik, sich von Musik streicheln und massieren lassen.

◊ Gestautes wahrnehmen und es bewusst fließen lassen, zum
Beispiel in Tönen und Worten.

◊ Die Liebe in allen Ausdrucksmöglichkeiten wahrnehmen.

◊ Liebe dankend aufnehmen und an Mineralien, Pflanzen,
Tiere und Menschen verschenken – ohne Worte.

◊ Finde für Dich stimmige Affirmationen mit Lady Nada,
zum Beispiel: Ich vertraue in die Richtigkeit meines Her-
zens-Weges; ich liebe und ich werde geliebt.

5.4. Hilarion

Die Aura-Soma-Quintessenz von Meister Hilarion sieht hellgrün aus und riecht sehr intensiv und frisch nach Wald und
Natur. Bei den Balance-Ölen steht Blassgrün über Blassgrün.
Die Botschaft des energetischen Kraftfeldes von Hilarion lautet: *Dem Weg, der Wahrheit, dem Leben* zu folgen. Seine Leh-
re übermittelt er in aller Stille. Ruhe, Frieden und Stille sind
seine Qualitäten, in denen er unsere Selbsterkenntnis fördert.
Seine Kraftfelder sind besonders stark spürbar, wenn wir Zeit
und Raum suchen, um uns selbst zu finden, und wenn sich
Gefühl und Verstand begegnen. Schnelle Gedanken und die
langsameren Gefühle haben mit ihm Raum und Zeit, eins zu
werden. Er stärkt in uns das ganzheitliche Verständnis. Seine Aufgabe ist es, die Suchenden zu begleiten, die ihren *Weg
wahrhaftig gehen*, so dass wir auf unserem Lebensweg jederzeit im Einklang mit unserer Seelenschwingung sein können.
Auch wenn noch so viel Hektik, Anforderungen und Chaos um uns herrschen, es gilt, jederzeit mit Körper und Seele
eins zu sein und Entscheidungen im inneren Frieden mit sich
selbst zu treffen.

Menschen, die sich von Hilarion begleitet fühlten, wissen,
was sie tun. Jederzeit. Es sind Menschen, die einen ruhigen,
ausgeglichenen Atemrhythmus haben. Die Atmung ist ein
Symbol für den Austausch von innen und außen. Mit dem
Ausdehnen der Lungen nehmen wir uns Raum zum Leben.
Auch die Wahrheit braucht Raum. In diesem Lebensraum
sind Körper und Seele eins. Lügen und Betrug schaffen Distanz, *Wahrheit schafft Nähe* und hält die Verbindung.

Vicky Wall sagte über Meister Hilarion, dass er die Seele durch die Wahrheit erfrischt. Ich erinnere an den grünen

Pomander, der im Brustraum auch Raum schafft und belebt. Die hellgrüne Meisteressenz verstärkt dies im feinstofflichen Raum, in dem sie wie ein heilsamer Balsam in großen Herausforderungen wirkt.

Von Meister Hilarion gibt es sogar fünf Bücher. Das heißt, ein vor Jahrhunderten lebender Mensch, der das energetische Kraftfeld eben dieser Qualitäten repräsentierte, war umsetzender Vermittler für die immerwährenden Wahrheiten und hinterließ seine Weisheiten in Schriftform. Es sind dies die „Bücher des Flammenden Herzens". Sinn seiner Botschaften ist es, den Suchenden zur *Selbst-Einweihung* und *Selbst-Verwirklichung* durch Symbol-Meditationen und Kontemplation zu verhelfen. Hilarion beschreibt den *Flammengeist im Herzen* des Menschen als den höchsten Meister und Führer, der nicht außerhalb von ihm, sondern in ihm ist.

Karl O. Schmidt beschreibt im Band I dieser Bücher einen kurzen Lebensüberblick der Wiederkehr und Wiederverkörperung des Heiligen Hilarion, der im Jahr 291 in Gaza inkarnierte und das Mönchstum in Palästina begründete. Hilarion lernte in früher Jugend in Alexandrien das Christentum kennen, und in jener Hingabe sei er zu einem neuen Menschen geworden. Er lebte eine Weile in der Einsiedelei des Heiligen Antonius und suchte stets die Einsamkeit. Als er mit siebzehn Jahren das Vermögen seiner Eltern erbte, verschenkte er alles an die Armen und zog sich in die Wüste von Majuma zurück, um dort in meditativer Versenkung sein geweihtes Leben zu führen.

Der Heilige Hieronymus beschrieb, wie Hilarion im Streben nach Verinnerlichung seinen Nahrungsbedarf immer mehr einschränkte und im gleichen Maße seine geistigen Kräfte wuchsen. Hilarion floh noch mehrmals vor den Menschen, denn seine Heilungen und Wunder lockten immer wieder Neugierige an, und ähnlich ausgerichtete Mönche wollten in seiner Nähe sein. Er gründete das erste Kloster im Heiligen Land und später weitere Klöster in Palästina und Syrien. Wieder trieben ihn Anhänger weiter, nach Ägypten, nach Alexandrien, nach Libyen und Sizilien. Auf der Insel Zypern fand er dann in aller Abgeschiedenheit einen stillen Ort zum Eins-Sein mit dem Einen und kehrte achtzigjährig friedvoll wieder in die geistige Welt zurück.

Meister Hilarion erkannte einst, dass sein Name zugleich ein Sinn-Bild war, ein Symbol des in unbewegter, heiterer Gelassenheit strahlenden Flammengeistes. Heute ist er uns Symbol dafür, dass der Lichtgeist in uns allen aufstrahle, unser Leben und unser Sein erhelle und uns leite zu den Reichen ewigen Lichtes. Er lehrt uns, dass das Herz aller Religionen die *Religion des Herzens* ist.

Ich konnte mit dem Kraftfeld Meister Hilarions eine persönliche Erfahrung während eines Segeltörns im Mittelmeer machen. Wir segelten von der türkischen Küste aus Richtung Zypern, und ich war ein bisschen traurig, dass wir durch die politische Trennung von Nord- und Südzypern nicht die Stadt des Weisen Daskalos besuchen konnten. Aber ich wurde anderweitig beschenkt. An der Nordküste, in der Nähe des Hafens, in dem wir vor Anker gehen wollten, las jemand von der Crew auf einer Karte den Namen Hilarion vor. Ich schaute mir die Karte selbst an und erkannte, dass es an der Küste eine Burgruine namens Hilarion gäbe.

Wir fuhren mit öffentlichen Verkehrsmitteln ein großes Stück des Weges dorthin und wanderten den restlichen Weg. Wir sahen uns die Reste der Burgruine und der Grundmauern eines Klosters an. Ein Einsiedler namens Hilarion soll vor Jahrhunderten dort in aller Einsamkeit und Zurückgezogenheit gelebt haben. Dieser sehr abgelegene Ort, einige hundert Meter über der Küste, galt seitdem als ein besonderer, gar heiliger Ort. Er war danach Zufluchtsstätte für viele Menschen, die dort ein Kloster führten und Menschen in aller Einfachheit Schutz und Unterstützung boten.

Wir waren an einem schönen sonnigen Tag aufgebrochen, dort oben, an der Burg Hilarions, war es aber neblig, fast gespenstig. Manchmal gaben die Wolken die Sicht auf die Küste frei, aber immer nur bruchstückweise. Ich konnte nie die ganze Umgebung auf einmal erkennen. Die Energie in diesen Gemäuern war speziell. Es fehlen mir die Worte, sie wahrhaft zu beschreiben. Für mich persönlich war es ein Ausdruck von Einsamkeit, die intensiv und schön war. Ich wollte allein sein, setzte mich hier und da einfach eine Weile hin – und war still. Still in mir selbst. Zu dieser Zeit war ich mit der Botschaft von Meister Hilarion noch nicht vertraut. Ich wurde es dort.

Heute verstehe ich aus meinem Innersten sehr gut, was er meint, was sein Geschenk an die Menschheit und das ganze Universum ist. Ich blieb, so lange ich dort sein konnte, um diese Energie ganz aufzutanken, mich durchfließen zu lassen, bis jede einzelne Zelle gesättigt war – auch auf der Seelenebene.

Mit der letzten Möglichkeit fuhren wir mit dem Bus wieder hinunter in den Hafen. Seltsamerweise hatte ich an diesem Abend keinen Hunger und aß nicht mit den anderen der Crew. Ich war innerlich satt und trank an dem Abend nur klares Wasser. Einfachheit, Stille und Kraft waren in mir. Wir blieben leider nur drei Tage an dieser Nordküste Zyperns, doch vor unserem Abreisetag ließen sich einige der Crew noch einmal hochfahren, und wir verweilten den ganzen Nachmittag, jeder für sich, in Hilarions Schwingung.

Für mich war es keine Frage, dass das energetische Kraftfeld Hilarions dort sehr stark präsent war. Eine namenlose Sanftheit und eine tröstende Atmosphäre geht von dieser Kraft aus, die direkt das Herz erreicht. Eine berührende Ruhe und echtes Vertrauen schenken die Gelassenheit, *der Wahrheit ins Gesicht zu sehen* – ohne Verbitterung und ohne Erwartung, ganz natürlich. Diese Kraft verwurzelt ins Irdische und ins Geistige gleichermaßen und wertet nicht. Die Qualität ist die wirklich liebevolle Annahme dessen, was hier und jetzt ist. Im Kontakt mit dem Energiefeld von Meister Hilarion fließt unser Lebensstrom ruhig, gelassen und in einer entspannten Wachsamkeit.

Meister Hilarion gilt als Chohan des Fünften Strahles, dem der Heilung und Wahrheit. Er sagt: *„Grünes Licht bedeutet für euch Erdenkinder, dass der Weg frei ist, Wenn ihr die Grüne Flamme herbeiruft, wenn ihr sie in eure Körper lenkt, bahnt sie sich den Weg zur Heilung. Sie ist der Weg, der zur Vollendung eurer Körperformen führt.*

Wenn ihr eure Lichtfreunde anruft, euch die Kräfte der Heilung zu senden, so seid überzeugt davon, dass sie es tun. Allein an euch liegt es, wieweit ihr aufnahmebereit dafür seid. Es fehlt noch immer an Durchlässigkeit für die Göttlichen Kräfte. Zu sehr seid ihr noch im irdischen Ich verhaftet, und dieses Ich setzt euch Grenzen.

Die Grüne Flamme bedeutet aber auch Wahrheit, und Wahrheit ist Vollkommenheit.

Im Lichte der Göttlichen Wahrheit erkennt ihr den Sinn eures Dienens. Seid immer bemüht um Wahrheit in eurem eigenen Herzen. Dazu gehört auch die Reinheit eures Beweggrundes. Ihr dient dem Ganzen, wenn ihr als Ziel die Befreiung des Lebens von allen Unvollkommenheiten seht. Euer eigener Fortschritt wird damit gleichfalls beschleunigt, sollte jedoch niemals im Vordergrund eures Bemühens stehen. Darüber muss Klarheit in eurem Bewusstsein herrschen. Der Göttliche Plan eures Lebens duldet keine Seiten- und Umwege mehr, haltet euch frei von allem persönlichen Wollen, denn euer eigenes Ziel kann nur über den Fortschritt des Ganzen erreicht werden. Auch das ist ein wichtiger Aspekt der Wahrheit, den viele Schüler noch nicht erkennen können. Seht das irdische Leben von einer höheren Warte, und die äußeren Dinge treten in den Hintergrund.

Ihr steht im Lichte der Göttlichen Wahrheit – lasst sie in alles fließen, was euer Leben ausmacht. Die Wahrheit ist rein und vollkommen, und wenn ihr sie auf eurem Weg voraussendet, kann nichts Unvollkommenes mehr um euch sein. Das Licht der Wahrheit bringt alles hervor, was gut und schön ist und lässt das Niedere abfallen, denn es ist nicht wahr!"(8)

Meditationsimpulse mit Hilarion:
Nach individueller Einstimmung lädt das energetische Kraftfeld von Hilarion ein, über folgende Themen zu meditieren:

◊ Die Kraft der Stille, der Ruhe und des Friedens

◊ Atme Frieden ein und Liebe aus.

◊ Visualisiere einen See, dessen Oberfläche so still und ruhig ist, dass Du den Himmel und die Baumkronen darin erkennst – wie oben so unten.

◊ Erschaue Deinen Lebensweg vor Dir.

◊ Wende Dich nach innen und konzentriere Dich auf das Licht, das inmitten der Flamme des Feuers leuchtet – und zwar auf das reine Licht, nicht auf die flackernde Flamme und nicht auf das verzehrende Feuer; nimm das Licht als Symbol des All-Bewusstseins, das über dem gewöhnlichen Bewusstsein liegt.

◊ Erkenne den Raum in Dir, in dem Gefühle und Gedanken eins sind.

◊ Erkenne die Einheit von Körper, Geist und Seele – und die Bedeutung dieser Einheit in Deinem Alltag.

◊ Was ist Wahrheit?

◊ Wiederhole den Namen von Hilarion wie ein Mantra immer und immer wieder. Konzentriere Dich nur auf das, was dieser Klang in Dir auslöst.

◊ Öffne Dich der Liebe und Weisheit von Meister Hilarion und lasse die folgenden Zeilen auf Dich wirken:

Möge die Erde Deine Schmiede sein,
das Wasser Dein Spiegel,
möge das Feuer Deine Zuversicht sein
und die Luft Deine Nahrung.

◊ Lasse die Affirmation von Hilarion auf Dich wirken: Ich bin im richtigen Moment am richtigen Ort und tue das Richtige.

5.5. Serapis Bey

Die Aura-Soma-Quintessenz von Meister Serapis Bey sieht völlig klar aus und riecht stark würzig bis blumig. Bei den Balance-Ölen steht Klar über Klar. Seine Botschaft bedeutet *Reinigung auf allen Ebenen*, den körperlichen ebenso wie den feinstofflichen, damit wir *unbelastet von Altem neue Schritte auf unserem Lebensweg gehen*. Loslassen von überholten Dingen und Mut zum Neuanfang sind Qualitäten dieses energetischen Kraftfeldes. Seine Klarheit lädt ein, klar mit uns selbst zu werden. Es kann manchmal schmerzlich sein, gespeicherte und unverarbeitete Prozesse anzuschauen und sie zu durchleben. Sollte es so sein, dass uns diese Prozesse auf dem Reifungsweg belasten, dann wird es Zeit, sie zu erkennen, die Erfahrungen zu integrieren und den dann nur noch belastenden Rest wirklich freizulassen.

Phillip O. Runge prägte den weisen Satz: „So wenig wie die Sonne ihre Strahlen zurückhalten kann, wenn der Wind den Himmel von den Wolken gereinigt hat, ebenso wenig kann Gottes Liebe sich zurückhalten, ein menschliches Herz zu erfüllen, welches es sich von allen irdischen Gedanken und Bildern weg zu ihm wendet."

Mit Serapis Bey erfahren wir letztendlich Erleichterung

durch die Reinigung. Seelisch-geistige Reinigungen beeinflussen unsere Energie im Hier und Jetzt. Sie verstärken unser Energiepotenzial für diese Stunde, die die wichtigste im Lebensprozess ist. Jetzt aus der Fülle des Lebens schöpfen. Jetzt die tausend und mehr Möglichkeiten erkennen, die uns jederzeit zu neuem Denken, Fühlen und Handeln einladen, wenn wir uns von der Anschauung lösen, nicht so weiterleben zu müssen wie bisher.

Ich lernte in meinem persönlichen Leben darauf zu vertrauen, dass ich gar nichts abgeben kann, wenn ich es für meinen Entwicklungsweg und zur Bewältigung meiner Lebensaufgaben benötige.

Die Klarheit, die uns Serapis Bey schenkt, bringt uns tiefes Verständnis in die Zusammenhänge von Leid und Schmerz und deren Rhythmik. Weder Leid noch Glück bleiben dauerhaft. Wenn wir *es schaffen zu lassen*, ergibt sich von ganz allein im Sinne des Lebensstromes, dass Wandel, Veränderungen und neue Wachstumsstufen folgen.

Mir kommt es oft so vor, dass ich durch Serapis Bey aufgefordert bin, einmal von oben bis unten durch meine Energiezentren zu gehen, dabei alles beiseite zu räumen, was den Weg versperrt, bis ich an der Wurzel meiner Kraft bin und vom Wurzel-Chakra aus mit neuem, frischem Lebenswillen die Arbeit beginne, die als Nächstes an der Reihe ist.

Das Energiefeld von Serapis Bey versprüht *Mut für neuen Anfang*. Es stärkt uns in allem, was wir neu anfangen oder noch einmal tun. Ich benutze bewusst das Wort tun und nicht das Wort versuchen, im Versuchen ist man zwar bemüht, dennoch ist wirkliches Tun kraftvoller.

Serapis Bey unterstützt uns, wenn wir klarer in unserer *Absicht und der dahinter wirkenden Motivation* werden wollen. Es ist wichtig, sich manchmal verborgener Motivationen bewusst zu sein und sie auch auszusprechen, denn konkrete

Formulierungen der Intentionen sind wie *Arbeitsaufträge* oder Leitstrahlen für die vielen ausführenden Wesensaspekte in uns, wie zum Beispiel den Saboteur, den Kontrolleur oder den Perfektionisten und so weiter.

Ich stelle mir manchmal bildlich vor, dass viele solcher Wesensaspekte wie feinstoffliche Arbeiter in uns sind, die bereitwillig und konkret tun, wozu sie den Auftrag bekommen. Sie scheuen sich davor, Anweisungen wie „Eigentlich solltet ihr einmal...", „Vielleicht könntet ihr mal...anfangen" ernst zu nehmen, denn sie wissen, dass solche Arbeiten oft unnütze Arbeiten waren, da noch etwas geändert wurde oder Ziel und Zweck unklar waren. Je klarer wir unsere Absichten kundgeben, umso klarer werden die Ausführungen ausfallen.

Serapis Bey wirkt auf die *Be-sonnen-heit* in unserer *Zielrichtung*. Stehen wir im Kontakt mit unserer inneren Sonne als Kraftquelle, können wir freudvoll und gut balanciert unsere Energie auf unsere Ziele richten.

Serapis Bey fördert jeden Neubeginn, wenn wir etwa neue Dimensionen betreten. Lösen wir uns von Ballast, schaffen wir Freiräume, in denen wir neue Energiequalitäten kennenlernen. Eine neue Dimension wäre es zum Beispiel, nicht mehr durch die vertrauten Muster von Leid und Schmerz zu lernen, sondern in Schönheit, Leichtigkeit und Freude. Wir wählen in unserer freien Entscheidung, ob sich unsere *inneren Juwelen* aus schmerzlichen Erfahrungen ergeben oder aus dem Empfinden von Glückseligkeit. Realistisch ist es, von beiden Erfahrungswegen zu wissen.

Die Reinigung, Klarheit und Zielrichtung, die durch die Frequenzen von Serapis Bey möglich sind, entsprechen im stofflichen Bereich dem Wirkungsfeld des Bergkristalls. Auch im Kristall erfahren wir die klärenden und reinigenden Kräfte auf alle Lebensthemen bezogen, vom Wurzel-Chakra bis hin zum Kronen-Chakra. Die klare Struktur des Kristalls gibt uns das innere Bild der gesunden Festigkeit und des Halts. Der Kristall erinnert uns daran, eine konkrete Form, eine Struktur oder ein Rückgrat zu haben. Ganz besonders deutlich ist das im Phantomkristall. Das ist quarzhaltiger Kristall von seiner Grundmasse her, der Besonderheiten in seinem Wachstum derart zeigt, dass in ihm Ebenen – eventuell in Pyramidenform oder anderen kristallinen Formen – zu erkennen sind, in denen sein Wachstum scheinbar zum Ende kam. Dann, wer weiß, vielleicht nach Jahrhunderten, bekam er den Impuls weiterzuwachsen, bis er wieder stillstand, und so weiter.

Im Phantomkristall sieht man *Kristalle im Kristall*, etwas ganz Sonderbares. Ich sehe Parallelen zu menschlichen Wachstumsprozessen. Auch im Menschsein kann es geschehen, dass wir eine Zeit lang auf einer Entwicklungsstufe stehenbleiben, warum auch immer. Dann geschieht irgendetwas, und wir fassen den Mut, den Weg weiterzugehen, und wir wachsen weiter.

Die Phantomkristalle geben uns Aufschluss über unsere ganz persönlichen Wachstumsstufen. Das energetische Kraftfeld von Serapis Bey begleitet, diese Wachstumsgesetze zu erkennen, Belastendes loszulassen und mit neuem Mut und Kraft den nächsten Schritt zu tun.

Eine energetische Entsprechung gibt es zwischen dem Kraftfeld von Meister Serapis Bey und dem weißen Pomander, der durch seine weiße bis klare Erscheinung ebenfalls den Bezug zu allen sichtbaren und unsichtbaren Spektralfarben hat. Serapis Bey wirkt auf alle Lebensprinzipien, auf die sichtbaren oder gelebten und auf die unsichtbaren oder noch unerkannten Themen.

Vicky Wall empfahl Serapis Bey als den Begleiter für den sogenannten *Rainbow-Warrior*, den Regenbogen-Kämpfer oder auch friedvollen Krieger. Paulo Coelho hat 2001 ein sogenanntes *Handbuch für den Krieger* des *Lichtes* geschrieben, indem von den elementaren Erfahrungen von Grenzgängern und Suchenden die Rede ist und dem mutigen Umgang mit sich selbst, mit Konflikten und schwierigen Lebenssituationen.

Auch ein Lied gibt es für den *Krieger des Lichts*, das 2009 von der Musikgruppe *Silbermond* komponiert wurde. Einige Zeilen aus dem Text des Liedes lauten:

Sei wie der Fluss, der eisern ins Meer fließt
der sich nicht abbringen lässt, egal wie schwer's ist
selbst den größten Stein fürchtet er nicht
auch wenn es Jahre dauert, bis er ihn bricht
und wenn dein Wille schläft, dann weck ihn wieder
denn in jedem von uns steckt dieser Krieger
dessen Mut ist wie ein Schwert
doch die größte Waffe ist sein Herz.

Refrain:
Lasst uns aufstehn, macht euch auf den Weg
An alle Krieger des Lichts…
Wo seid ihr, ihr seid gebraucht hier,
Macht euch auf den Weg…

Ein Mensch, ob er nun ein bewusster oder noch ein wenig bewusster Krieger des Lichtes ist, der eine Wegstrecke mit der Energie von Serapis Bey zurückgelegt hat, könnte gelernt haben, sich klar und konkret einzuschätzen. Er setzt sich gemäß seinen Fähigkeiten Ziele und integriert die sich ihm stellenden Sachzwänge angemessen. Er weiß, dass er auf seinem Entwicklungsweg ein paar Kämpfe durchstehen muss, aber nicht als Opfer, sondern als Abenteurer. Er weiß, dass er achtsam sein muss, damit er keine sogenannten Stolpersteine übersieht. Stolz, Hochmut oder spirituelle Versnobtheit können solche

Stolpersteine auf dem Weg sein. Serapis Bey unterstützt dabei, immer wieder, auch wenn wir einmal gestolpert sind, die innere Balance wiederzuerlangen.

So ist er jenen eine große Hilfe, die sich von Ereignissen leicht aus ihrem Konzept bringen lassen. Ohne in Schwierigkeiten hängenzubleiben, ohne nachtragend zu sein, wenn etwas in den ersten Anläufen nicht geklappt hat, gilt es, den roten Faden des eigenen Gewebes wieder aufzunehmen.

Der Name von Meister Serapis Bey beinhaltet die Namen der Seraphim, sie bilden in der Hierarchie der Engel die höchste Stufe, darauf folgen dann die Cherubim. Seraphim wird von hebräisch *saraph* abgeleitet, was brennen bedeutet, die *Feurigen*. Die Seraphim haben jeder drei paar Flügel, die einer Flammenhülle gleichen. So wie sie den unsichtbaren Gott umhüllen, so verdeckt ihr feuriges Flügelkleid den eigenen Leib. Einer feurigen Aura vergleichbar, bilden sie einen Flammenring um die ewige Mitte, sie werden auch die *Wächter des Thrones Gottes* genannt. Dieser Feuerring aus Seraphim ist wie eine letzte Reinigung zu verstehen, nichts wirklich Dunkles durchdringt diese Licht- und Feuer-Aura.

Meister Serapis Bey ist der Chohan des Vierten Strahles und Lenker der Aufstiegsflamme, er sagt: „*Alte Traditionen sind immer ein Hemmschuh für den Fortschritt gewesen und halten den Menschen von neuen Erkenntnissen ab. Der Wanderer auf dem Lichtweg hat solche alten Kleider, die ihn beengen, abzulegen und hat – um bei diesem Vergleich zu bleiben – neue, lichte und leichte Gewänder anzulegen, die Sonne und Luft einlassen. Überlebte Anschauungen müssen unbedingt geändert werden. Die Verständigungsbereitschaft der Menschen untereinander wird einen neuen Aufschwung nehmen. Die Ansätze sind sichtbar und werden unter dem Druck der Verhältnisse zur Verwirklichung kommen. Solange dies alles nicht freiwillig, aus innerer Bereitschaft geschieht, wird das sogenannte Schicksal dafür sor-*

gen müssen – ein strenger Lehrmeister für die noch Zaudernden.

Durch die Aufstiegskräfte, die ihre Ströme in das Leben ergießen, werdet auch ihr Schüler Mut fassen, nichts soll euer Herz beschweren. Im Vertrauen auf den Sieg des Lichtes entfaltet ihr eure Schwingen, die euch in die reinen Höhen der Liebe und Zuversicht erheben. Von dort aus werdet ihr erkennen, dass alles seinen tiefen Sinn hat und eure Arbeit dazu beiträgt, dass noch gemildert und verhindert werden kann, was sonst auf die Menschheit an Bedrängnissen zukäme. Das Erwachen eurer Lichtkräfte wird euch bereit machen, mancherlei Hilfen zu geben und dem Licht als Leiter zu dienen."(9)

Meditationsimpulse mit Serapis Bey:
Nach individueller Einstimmung lädt das energetische Kraftfeld von Serapis Bey ein, folgende Themen auf sich wirken zu lassen:
◊ Eerkenne den Sinn der Reinigung auf körperlicher und seelisch-geistiger Ebene.
◊ Leben lernen heißt, loslassen zu lernen. Welche Wege des Loslassens sind Dir vertraut, welche willst Du probieren?
◊ Was bedeutet Vergebung und Absolution für Dich?
◊ Erkenne die Kraft im Neubeginn in einem neuen Anfang.
◊ Was ist gerade jetzt Deine Absicht? Formuliere konkret Deine Absicht für Deinen jetzigen Lebensprozess oder für Deinen Tag oder für eine bestimmte Situation.
◊ Schenke Deine Aufmerksamkeit einem Kristall oder gar einem Phantomkristall.
◊ Parallelen zur Reinigungsblüte Crab Apple von Dr. Bach
◊ Finde eine für Dich stimmige Affirmation mit Serapis Bey. Zum Beispiel: Ich akzeptiere meine inneren Wachstumsgesetze. Ich traue mich, jeden Tag aufs neue meine Potenziale zu leben. Ich erfreue mich der Klarheit über meine inneren Prozesse.

◊ Vertraue ich meinem inneren Krieger? Traue ich mich, auch im Äußeren ein Krieger des Lichtes zu sein?

5.6. Der Christus

Die Aura-Soma-Quintessenz von Meister Christus kommt als einzige in einer kräftigen Farbe vor, nämlich dunkelrot, und riecht, ähnlich dem rubinroten Pomander, sehr würzig. Bei den Balance-Ölen steht Klar über Rot. Die Botschaft der Christus-Energie ist die *Hingabe an die erlösende Liebe*. Sie ist pure *Nächstenliebe*. Die Qualitäten dieses riesigen energetischen Kraftfeldes bringen uns mit der Dualität in Kontakt. Wir sind hier als Mensch auf der Erde an die Polarität gebunden. Wollen wir die Dualität überwinden und uns von ihr lösen, müssen wir uns vom Mensch-sein verabschieden. Ist nicht gerade die Liebe das Geschenk an den Menschen – und *lieben* heißt, zwei Unterschiedlichkeiten zu verbinden. Die formgebende, potenzialreiche Materie als die große Mutter (Materie – mater – Mutter) und der formlose, impulsgebende Geist ver*ein*en sich im liebenden Menschen.

Die Liebe in ihrer reinsten Form der Selbst-los-igkeit wird in der Christus-Energie erfahrbar. Wenn wir diese Form der Selbsthingabe falsch verstehen, reden wir von Opfer, sich aufopfern oder im Extrem vom Märtyrertum. Ich vermeide bewusst den Begriff der opferbereiten Liebe, weil sie oft mit anderen Assoziationen verknüpft ist. Es ist für mich stimmiger, die selbstlose Liebe verstehen zu lernen.

Die Christus-Energie kommt durch die Aura-Soma-Essenz über den tiefroten Leitstrahl zu uns, und so trifft er uns genau dort, wo wir so viele verschiedene Facetten der falsch verstandenen Liebesqualitäten leben: In den unterschiedlichen Auffassungen von Mann- und Frau-Sein.

Christus lehrt uns hier die Gleichstellung des männlichen und weiblichen Potenzials. Das rote Wurzel-Chakra ist Sitz unserer Sexualität. Im indischen Tantra weiß man, dass man nur in der harmonischen Vereinigung von Shiva, dem männlichen Part, und Shakti, dem weiblichen, zur Erleuchtung kommen kann. Beide Pole sind gleichwertig und ergänzen einander – ebenso wie Frau und Mann, Materie und Geist.

Mit Christus stärken wir im Wurzel-Chakra und über unsere Aura die essenzielle Substanz in uns. Wir stärken die Kraft und den Willen, unsere ganz speziellen Lebensaufgaben zu leben. Ganz gleich, was es ist, entscheidend ist es, *wie* wir unsere Liebe in unsere Arbeit einfließen lassen. Ob wir Blumen verkaufen, Kranke pflegen, Auskunft geben, Bücher schreiben – Christus lässt uns bewusst werden, wie wir im Egoismus schwelgen oder in Selbstlosigkeit dienen.

In dieser wahren Form des Dienens ist Demut enthalten. Ein schwieriger Begriff: Mut zur Demut zu haben, göttlichen Mut, demütig zu sein, sich mit Mut für etwas einzusetzen und sich selbst aus einer Sache herauszunehmen zum Wohle eines größeren Wirkens. Das erfordert eine vertrauensvolle Rückverbindung zu Gott, eine Religio.

Das Kraftfeld der Christus-Energie ist eins mit dem archetypischen Urbild des Christus-Bewusstseins. Jesus war ein Mensch, der sich zu seiner Zeit diesen Qualitäten hingab und sie vollkommen repräsentierte. *Das Christus-Bewusstsein ist unabhängig von Jesus und von jeder Konfession.* Seine selbstlose Liebe ist wie ein Balsam für Menschen, die nach der Erlösung von Leid, Schmerz, Kummer oder was auch immer suchen.

Jedem Menschen, gleich welcher Kultur und Religion, ist etwas ins körperliche und geistige Herz geschenkt worden, das ich als Christus-Bewusstsein bezeichne. Jedem von uns steht es frei, dieses Bewusstsein der Nächstenliebe unbeachtet oder wachsen zu lassen. Diese erlösende und befreiende Liebe zuzulassen, bedeutet, an die stärkste Heilenergie zu glauben, denn wenn es *ein* Allheilmittel gibt, dann ist es die reine Liebe.

Menschen, die *sich ihres inneren Christus bewusst sind*, sind Menschen mit liebevollen, gütigen Augen. Menschen, die den Blick halten können und nicht wegschauen, wenn man ihnen in der Tiefe der Seele begegnet. Unsere Augen sind die Tore zur Seele. Es gibt Menschen, denen man gerne in die Augen schaut, weil sie die Tore zu einer unschätzbar tiefen Quelle von Kraft und Liebe geöffnet haben und sich ihrer Lebensaufgaben bewusst sind. Es sind Menschen, die selbst in schwerem Leid den Kontakt zur Quelle behalten und ihrer *Er-lös-ung* vertrauen. Sie reden aber nicht viel davon, und prahlen liegt ihnen fern. Sie wirken mehr im Stillen, man erkennt sie an ihren Taten.

Empfinden wir die wahrhafte Christus-Liebe in unserem Herzen, dann verwirklicht sich das *Ich-bin-Prinzip*. Ich bin erlöst, ich bin Liebe, ich bin Licht, ich bin unerschöpfliche Quelle, ich bin….

Meister Christus ist ein Lichtbringer! Es gibt eine Zeit im Jahreszyklus, in der er uns besonders deutlich begegnet, nämlich im Winter, wenn die Dunkelheit in der Außenwelt überwiegt. Dann zünden wir oft Kerzen an, als ein Symbol des Lichtes, um der Dunkelheit etwas entgegenzusetzen. Im konfessionellen Christentum gibt es eine Vielzahl von Ritualen und Zeremonien, die mit der Geburt von Jesus in der geweihten Nacht einhergehen. Überkonfessionell ist es *die Wiedergeburt des Lichtes und der Liebe in unseren Herzen*. Der grüne Adventskranz oder der Tannenbaum in der Wohnung sind Erinnerungen an das Immerwährende. Christus erinnert an die immer wieder mögliche Geburt des Lichtes in unseren

Herzen. Licht ist Information, die in Verbundenheit mit der schöpferischen Liebe uns den Weg in die *Lösung* weisen wird.

Im Edelsteinreich begegnet uns die Energie der Christus-Energie im Kristall, was so viel bedeutet wie Christ-in-Allem. Der Bergkristall ist *der* große Lichtbringer, der uns in seinem gesamten sichtbaren und unsichtbaren Farbspektrum hilfreich zur Seite steht – ein wertvolles Geschenk der Erde.

Mein erstes Erlebnis, das ich mit der Aura-Soma-Quintessenz von Meister Christus hatte, war ein sehr *herzliches*. Ich hatte vor Jahren einen Vortrag auf einer Edelsteinmesse in Nürnberg zu halten und hatte noch etwa eine Stunde Zeit, um mich zu entspannen. Ich ging auf mein Hotelzimmer und hatte den Impuls, meinen Kristall für eine anschließende Meditation mit der Christus-Essenz zu reinigen und aufzuladen. Ich tat, wie es mir in den Sinn kam, und hielt dann den Kristall vor mein Herz-Chakra, um mich dort zu sammeln, beziehungsweise Kraft aufzutanken. Das geschah dann auch, allerdings sehr heftig. Ich bekam starkes Herzklopfen, und eine innere Unruhe stieg in mir auf, die mich sogar veranlasste, für alle Fälle die Telefonnummer des Hotelarztes zu besorgen. Durch geduldigen Mut und beruhigende Bewegungen verblasste der Zustand nach einigen Minuten wieder.

Heute bin ich mir dessen bewusst, dass ich mich wie der Zauberlehrling verhielt, der Energien gerufen hatte und dann doch im Umgang mit den Kräften noch üben musste. Der schnellere Herzschlag versorgte mich mit mehr Energie, aber ich nahm sie nicht wirklich ins geistige Herz auf. Ich vermute, dass ich eine Botschaft von Meister Christus überhört habe. Er rief mich in meinem damaligen Schulungsprozess zu mehr Achtsamkeit in der Handhabung mit den Meisteressenzen und Kraftfeldern auf.

Die Meister Christus-Essenz ist sehr energetisierend und ist deshalb eher für den Tagesanfang oder in Situationen geeignet, in denen Energie benötigt wird. Die Schilderung meines Erlebnisses möge bitte niemanden abhalten, seine eigenen Erfahrungen zu sammeln. Ich habe von vielen schönen Erfahrungen mit der Christus-Quintessenz gehört, in denen Menschen in Meditationen über einen Kristall zu Meister Christus geführt wurden und sich auf körperlichen und geistigen Ebenen wundervolle Lösungen ergaben.

Meister Christus hat das Amt des Kosmischen Christus inne, er sagt: *„Geliebter Wanderer auf dem Lichtpfad, halte dein Bewusstsein erhoben zum Christus in dir. Auch während deines Alltags sollte dies möglich sein. Du hast vergessen, woher du kamst. Die Quelle deines Lebens ist Licht, ist reine Vollkommenheit. Nun wanderst du zurück zu deinem Ursprung, zur Quelle, die dich aussandte, um Erfahrungen in dieser irdischen Welt zu sammeln.*

Es ist hohe Zeit, das Christus-Bewusstsein in den Menschen wieder zu erwecken. All die Wesen, die die Geschicke des Erdenplaneten lenken, haben sich bereit gemacht, den Menschenkindern einen letzten Anstoß zu geben, damit sie nun in diesem Erdenleben ihren Daseinsgrund erfahren. Die vergangenen Jahrhunderte waren angefüllt mit dem Tun derjenigen, die das innere Licht nicht erkannten, die vergessen hatten, dass sie als Christen das Gebot der Liebe erfüllen sollten. So wird erst zu dieser Zeit die Erkenntnis in den strebenden Menschen erwachen, dass das große Gesetz der Liebe zu allem Leben JETZT seine Erfüllung finden muss.

Es liegt euren Lehrern sehr daran, dass ihr nun das Gesetz der Liebe in die äußere Form bringt und es nicht nur eurem Nächsten gegenüber anwendet, sondern für das gesamte Leben des Erdenplaneten und besonders für diejenigen, die noch in der Dunkelheit gefangen sind. Noch ist das jetzt zu Ende gehende Zeitalter nicht erfüllt worden, und so lasst es mit eurer Hilfe in seinen letzten Ausläufern doch noch zum Erfolg kommen – zu seinem wahren Sinn und Ziel: die Menschheit vorzubereiten auf die große Ausgießung der Heiligen Lebensessenz, die dem Wassermann-Äon das Gepräge geben wird. Die Liebe ist Vorbedingung, um dieses Ziel zu verwirklichen. Macht es euch zu eurem immerwährenden Vorsatz: Liebe zu leben, erst dann kann der Göttliche Plan für jeden Einzelnen zum Ausdruck kommen."(10)

Meditationsimpulse mit Christus:
Nach individueller Einstimmung lädt das Kraftfeld der Christus-Eenergie ein, folgende Themen auf sich wirken zu lassen:

◊ Was bedeutet es, bedingungslose Liebe im Alltag zu leben?
◊ Was trage *ich* in meinem Herzen, was ich der Menschheit schenken mag – oder der Erde, oder…. (schenken bedeutet geben ohne Erwartung einer Gegenleistung)?
◊ Wie gebe ich (ganz konkret) mein Licht weiter?
◊ Was bedeutet Selbstlosigkeit?
◊ Was ist Er-lös-ung, wie geschieht Erlösung
◊ Grüße in jedem Dir begegnenden Menschen verbal oder wortlos den Christus, zum Beispiel: Der Christus in mir grüßt den Christus in Dir, oder: Die Christus-Liebe in mir grüßt die Christus-Liebe in dieser Pflanze, in diesem Tier. Eine erweiterte Partnerübung wäre dann nach dem Gruß: ich anerkenne den Christus in Dir, ich vertraue Dir und ich unterstütze Dich.
◊ Meditiere mit einem Kristall.
◊ Konzentriere Dich auf das Wort Christus, wiederhole es wie ein Mantra. Welche Empfindungen nimmst Du wahr?

5.7. Saint-Germain

Die Aura-Soma-Quintessenz von Meister Saint-Germain ist von hellvioletter Farbe und duftet sehr intensiv nach Veilchen. Bei den Balance-Ölen steht Blassviolett über Blassviolett. Seine Botschaft ist die Verwirklichung und die Erhöhung des *Ich bin-Prinzips,* und damit geschieht durch ihn Heilung auf allen Ebenen. Wenn ich aus tiefster Überzeugung und in grenzenlosem Vertrauen sage, dass *ich bin*, dann habe ich viele Entwicklungsstadien überwunden. Ich bin frei, ich bin erlöst, ich bin mein Glück, ich bin Freude….

Das energetische Kraftfeld von Saint-Germain beinhaltet geistige Einsichten und ein tiefes Verständnis um Zusammenhänge – das sind wahre Schlüssel zu einem höheren, reifen und überblickenden Wissen, das neue Perspektiven offenbart. Scheinbare Ausweglosigkeit oder Empfindungen von Ausgeliefertsein, auch ein Opferrollen-Verhalten, erfahren neue Sichtweisen. Erkennen, beziehungsweise etwas zu lernen, fordert Konsequenzen. Neue Wahlmöglichkeiten öffnen sich.

Saint-Germains Klarheit zeigt uns, was *wir wirklich sind*, und nicht, was wir alles haben. Wie oft wollen wir denn noch den mutmachenden Satz hören, dass wir endlich werden dürfen/sollen, was wir im tiefsten Inneren schon sind. Wer oder was könnte uns denn davon abhalten? Da unser Vertrauen manchmal unter Schutt und Asche begraben ist und wir uns oft nicht zutrauen, dass wir etwas schaffen können, blieb bisher vieles unentdeckt.

Nelson Mandela hat dazu einst passende Zeilen geschrieben: „Unsere tiefste Angst ist nicht, dass wir der Sache nicht gewachsen sind. Unsere tiefste Angst ist, dass wir unermesslich reich sind. Es ist unser Licht, was wir fürchten, nicht die Dunkelheit. Wir fragen uns: Wer bin ich denn eigentlich, dass ich leuchtend, hinreißend, begnadet und fantastisch sein darf? Wer bist du denn, dass Du das nicht sein darfst? Wenn Du Dich klein machst, dient das nicht der Welt. Es hat nichts mit Erleuchtung zu tun, wenn Du Dich einkringelst, damit andere um Dich herum sich nicht verunsichert fühlen. Du wurdest geboren, um die Ehre Gottes zu verwirklichen, die in uns ist. Sie ist nicht nur in einigen von uns – sie ist in jedem Menschen. Und wenn wir unser Licht erstrahlen lassen, geben wir unbewusst den anderen Menschen die Erlaubnis, dasselbe zu tun. Wenn wir uns von unserer Angst befreit haben, wird unsere Gegenwart ohne unser Zutun andere befreien."

Ist es jetzt an der Zeit, dass wir die Energien solcher meisterlichen Kraftfelder wahrnehmen und ihre Botschaften entschlüsseln können?

Saint-Germain gilt als der *Meister der Heiler*, die im Licht und für das Licht arbeiten. Sein Kraftfeld fördert transformative Prozesse und besonders die spirituellen Aspekte des Seins – ähnlich wie der violette Amethyst im Edelsteinreich als ein Transformator gilt.

Saint-Germains Energiefeld nährt das Denken, die Kreativität und die Integration von Neuem. Zeit und Raum sind für seine Energiequalitäten wirklich nur eine Art Illusion, es sind Hilfsmodelle für unseren menschlichen Verstand. Auch Vergangenheit, Gegenwart und Zukunft sind eins; innen und außen sind eins; oben und unten sind eins.

So hilft Saint-Germain all denen, die in irgendeiner Sichtweise *hängengeblieben* sind; wenn zum Beispiel Menschen extrem darunter leiden, dass andere unglücklich sind oder es so viele Quellen von Missständen, Unglück und Kriege gibt. Er zeigt einerseits den Unterschied zwischen Mitgefühl und Mitleid auf und zum anderen, dass wir nicht das Leid und der Schmerz *sind*, sondern vielmehr in uns selbst die Erlösung sind. Wir können Leid haben, aber wir sind nicht das Leid. Es liegt mit in unserer Lebensgestaltung, ob wir unsere persönlichen Dramen pflegen und das Leid nicht zu der Zeit weiterziehen lassen, wenn es denn gehen will.

Saint-Germain unterstützt jeden Menschen, der auf der Suche nach höherer, beziehungsweise tieferer Wahrheit ist. So als würde er den inneren Meister in seiner eigenen inneren Bibliothek kundig machen und auf die weisen Bücher und Anleitungen hinweisen, die es zur Reifung braucht. Dabei ist er sehr humorvoll, absolut lebensnahe und realistisch.

Menschen, die mit der Qualität von Saint-Germain in Resonanz stehen, fühlen sich in ihren eigenen vier Wänden – auch im eigenen Körper – gleichermaßen vertraut und zu Hause, wie auf einer Reise in ein fernes Land. Letztendlich sind wir im Universum zu Hause.

Da uns die Energiefelder von Meister Saint-Germain am meisten von allen in die innere Balance bringen, ist er *der Beruhigendste von allen*. An seinem tiefen Frieden und seiner Glückseligkeit teilzuhaben, lässt Suchende das Gefühl bekommen, ans Ziel gelangt zu sein. Mit seiner Hilfe erlebt man die Wende in schwierigen Lebenssituationen, weil man die Position des inneren Zeugens einnehmen und in entspannter Wachsamkeit den Lauf der Dinge beobachten kann.

Saint-Germains Kraftfeld ist der große Helfer, wenn unser Lebensstrom *aus der Spur geraten* ist. Seine regulierenden Kräfte für entgleiste Situationen unterstützen uns dabei, uns wieder an das große Ganze angeschlossen zu fühlen.

Meister Saint-Germain ist der Chohan des Siebten Strahles, er sagt: *„Ihr Kinder des Neuen Zeitalters, ihr seid dem Göttlichen Plan gefolgt, der euch in die Verbindung mit den vorangegangenen Lichtfreunden gebracht hat. Eure Freunde im Licht reichen euch die Hand, um euch wiederum zu führen, denn Wir wissen, ihr könnt das leuchtende Ziel erreichen. Die Nebenwege, die ihr in früheren Zeiten gegangen seid, liegen hinter euch.*

Ihr lebt in der Gegenwart, heute, in dem Bewusstsein, dass ihr Mitarbeiter seid für das Kommen einer besseren Zeit.

Bleibt standhaft auf diesem Weg. Er enthält alles, was ihr für eure Vollendung jemals braucht – die Partnerschaft mit den Großen Lichtwesen, die seit Äonen die Geschicke des Universums lenken – die Glückseligkeit, die euch zuteil wird, wenn ihr als ein solcher Partner auf der physischen Ebene wirkt.

Ihr habt die Möglichkeit, umzuwandeln und aufzulösen, was noch an alten Erinnerungen im Verborgenen ruht. Euch ist das Werkzeug dafür in die Hand gegeben worden, die umwandelnden, reinigenden Kräfte, deren ihr euch schon so lange bedient. Sie wirken in eurem Leben, reinigen und befreien euch von den Fesseln vergangener Zeiten, und alle Belastungen lösen sich nach und nach. Seid auf der Hut vor den Einflüsterungen eures niederen Selbstes, das sich immer wieder in den Vordergrund rücken möchte."(11)

Meditationsimpulse mit Saint-Germain:
Nach individueller Einstimmung lädt das energetische Kraftfeld Meister Saint-Germains ein, folgende Themen auf sich wirken zu lassen:

◊ Was ist Heilung, woher kommt sie, wohin geht sie?
◊ Konzentriere Dich auf das Bild einer Waage, empfinde, wie es ist, eine der Waagschalen zu sein, dann der Waagenbalken in der Mitte selbst.
◊ Meditiere über Balance und Gleichgewicht.
◊ Was bedeutet Dir Rückverbindung und Angeschlossen-Sein an eine höhere, beziehungsweise innere Ebene?
◊ Meditiere über Wissen und Weisheit.
◊ Erkenne den Sinn der Dualität in dieser Welt.
◊ Meditiere über Grenzen und Grenzerweiterung.

5.8. Lady Portia

Die Aura-Soma-Quintessenz von Lady Portia sieht hellgelb bis goldfarben aus und riecht intensiv blumig und frisch. Bei den Balance-Ölen steht Blassgelb über Blasspink. Ihre Botschaften liegen in der *Aufgabe von Beurteilen und Verurteilen* der eigenen Person und anderen gegenüber. Die Qualitäten des Energiefeldes vermitteln Unterscheidungsvermögen und die daraus resultierende Gerechtigkeit.

Lady Portia lehrt uns, *wertfrei* zu beobachten und den Dingen angemessene Aufmerksamkeit zu schenken. Wenn wir im Gewahrsein von Rechtfertigungen, in Gefühlen von schlechtem Gewissen oder gar Schuldgefühlen hängenbleiben, kommen wir nicht weiter. Sie begleitet uns dabei, wenn wir Klarheit in den Beurteilungen zulassen, ohne uns selbst dabei zu richten. Ihr Leitsatz ist: *Richte nicht, auf dass Du nicht gerichtet wirst.*

In diesem Kraftfeld sind Qualitäten wie *Mitgefühl, Großzügigkeit* und *Gnade* spürbar. Sie wirken wie heilsamer Balsam, wenn wir unser Denken, Fühlen und Handeln beurteilen. Ich kenne es von mir, dass ich mit mir selbst oft am strengsten bin, und übe mich darin, eher mein eigener Rechtsanwalt zu sein als mein mich anklagender Staatsanwalt.

Lady Portia ist für die Menschen bereit, die sich ständig im Übermaß kritisieren und die nicht achten und wertschätzen, was sie schon erreicht haben. Oft *vergleichen* Menschen, und vergessen dabei, dass Menschen nicht verglichen werden können. Jeder handelt aus dem Potenzial seiner individuellen Möglichkeiten. In den seltensten Fällen beginnen zwei Menschen eine Sache unter genau gleichen Bedingungen und Vorerfahrungen, so dass überhaupt ein Vergleich möglich wäre.

Vor wem wollen wir überhaupt bestehen oder etwas vorzeigen? Dieser strenge innere Richter sitzt wohl in uns selbst. Vor dieser Instanz werden wir wie in einem Spiegel erkennen, wer wir sind, und unser Handeln verantworten. Wir Menschen beurteilen manchmal Dinge, die für sich allein nicht beurteilbar sind. Erweitern wir unsere Sicht, erkennen wir, dass es nichts bringt, das linke und das rechte Auge *eines* Gesichtes einzeln zu bewerten. Auch Be-*wert*-ungen von gut und böse oder moralisch und unmoralisch können aus einer anderen Perspektive ganz unterschiedlich aussehen.

Das Schwingungsfeld von Lady Portia zeigt, dass Kritik sich aus mehreren Komponenten zusammensetzt. Die Motivation und Voraussetzung sind ebenso beachtenswert wie der Ablauf einer Sache oder einer Handlung, und nicht nur das Ergebnis. Jeder Anteil davon verdient Würdigung. Die Dankbarkeit für die Umstände von Lernprozessen bleibt oft auf der Strecke. Eine dankbare innere Haltung lässt uns sofort weniger streng in den Bewertungen mit uns selbst sein.

Vertrauen wir darauf, dass alles auf unserem Weg einen Sinn hat, dann wäre herzliche Dankbarkeit für das Geschehen hilfreicher als kopfige Ratschläge, wie man es hätte besser machen können. Gutgemeinte Ratschläge sind auch *Schläge*, die ohne Feingefühl und Herzlichkeit weh tun.

Lady Portia führt uns in ihrer ganz speziellen weiblichen Art in das Körpergeschehen und lädt uns ein, mehr mit dem Herzen zu beobachten, mehr mit dem Herzen zu unterscheiden, mehr mit dem Herzen zu hören. Im Kontakt mit der Weisheit des Herzens und einer angemessenen Vernunft können wir eine gesunde Kritik entwickeln und unseren persönlichen Gerechtigkeitssinn schulen.

Lady Portias-Energie begleitet uns in *Übergängen*, um in mitfühlender und gnadenvoller Art die Erfahrungen aus der Vergangenheit sinnvoll in das Jetzt zu integrieren. Übergänge können wie *Tore* sein, von der Kindheit in die Pubertät, weiter ins Erwachsensein und weiter ins Alter. Sie bedürfen der gesunden Reflexion, wobei Dankbarkeit, Würdigung, Wertschätzung, Einsichten und Aussichten gute Begleiter sind.

Das Kraftfeld dieser Meisterin nährt und versorgt uns mit innerer Ausgewogenheit und Balance, mit Leichtigkeit und Humor, während wir im immerwährenden Spiel von Saat und Ernte mitspielen.

Ich erwähnte im früheren Kapitel meinen ersten Kontakt mit Lady Portia über den akuten Ohrenschmerz, der mich zu Gehorsam und meinen alten Ohrgeschichten führte. Heute erkenne ich, wie empfindsam ich auf Kritiken meiner Eltern und Lehrer und auf Beurteilungen anderer reagierte. Die gute Bewertung der anderen über mich war mir damals sehr wichtig, und ich hatte Bedenken, nie gut genug zu sein.

Je mehr ich mich selbst erkenne, umso mehr achte ich das *Urteil* meiner Selbst. Andere Menschen können mir in ihrer zerstörerischen Kritik nur ein Spiegel meiner eigenen Destruktivität sein. Das Wort Ur-teil ist auch ein bemerkenswerterBegriff: Ein Teil vom ursprünglichen Ganzen.

Lady Portias Kraftfeld begleitet uns, wenn wir lernen, angemessen und höflich uns selbst zu sehen, wenn wir unsere Werte wirklich erkennen und annehmen. Sie steht uns gnadenvoll bei, wenn wir alte seelische Verletzungen mit unserem Bewusstsein aufarbeiten, um uns dann *nicht-schuldig* zu fühlen. Der kleine Unterschied zwischen aufbauender und zerstörerischer Kritik ist wichtig.

Unsere Atmung enthält vielerlei Botschaften, nicht umsonst haben Atemtherapien so bleibenden Erfolg. Im wechselseitigen Ein- und Ausatmen erleben wir ständig zwei verschiedene Anteile einer Sache. In der Atmung können wir uns auf ganz selbstverständliche Weise der Gleichwertigkeit verschiedener Funktionen bewusst werden.

Meditationsimpulse mit Lady Portia:
Nach individueller Einstimmung lädt das energetische Kraftfeld von Lady Portia dazu ein, folgende Themen auf sich wirken zu lassen:

◊ Folge dem Atem. Ein- und Ausatmung, das Wohlsein in der Atmung
◊ Meditiere über die Bedeutung von Gnade.
◊ Was bedeutet Gehorsam für Dich?
◊ Welche Wege sind mir vertraut, wenn es nicht nach meinen Vorstellungen geht?
◊ Meditiere über das Gesetz von Saat und Ernte.
◊ Affirmation: Ich verstehe die Gesetze des Lebens und ich wachse. Ich erkenne meine Verantwortlichkeit, ohne meine Handlungsfähigkeit durch Schuldgefühle einzuschränken. Ich reinige mein Gewissen von unnötigem Ballast.

5.9. Sanat Kumara

Die Aura-Soma-Quintessenz von Sanat Kumara ist von blasskoraller Farbe und duftet würzig und erfrischend. Bei den Balance-Ölen seht Blasspink über Blassgelb. Sanat Kumara ist eng verbunden mit Lady Venus Kumara, und ihre höchste Liebe gilt dem kosmischen Prinzip: Wie oben so unten. Zusammen leiten sie die zwölf Strahlen der Heilung und sind wie *Leitstrahlen für alle Meister*. Sie vereinen alle Qualitäten der einzelnen Meister und unterstützen das Finden desjenigen, der unser Höheres Selbst als den persönlichen inneren Meister am besten lehren kann.

Wo immer wir auf verschiedene Ebenen treffen, braucht es für das harmonische Zusammenspiel die Liebe – im archetypischen Bild durch *Venus* symbolisiert. Das venusische Prinzip vereint Polaritäten und führt in Liebe zwei gegensätzliche Apekte zusammen: Schmerz und Freude, Kummer und Leichtigkeit, Schleifprozesse und Wachstum – und so weiter.

Das energetische Kraftfeld ist unsagbar groß. Die Liebe von Sanat Kumara und Lady Venus Kumara wirkt übergeordnet auf alle Lebensthemen, die zu *meistern* sind. Sie sind *Brücken zwischen verschiedenen Bewusstseinsebenen.* Sich in ihrem lichtvollen Leitstrahl zu befinden, ist eine unbeschreiblich starke Kraft, mittels derer wir die Geschehnisse aus der Vergangenheit und Gegenwart erkennen und integrieren können. Diese Meister-Energien helfen uns, wenn wir bereit sind, aus den Schwierigkeiten, aus Missbrauchs-Erfahrungen und tiefem Kummer herauszuwachsen und sie als die *Juwelen des Lebens* zu integrieren. Es gibt Juwelen in Form von Erfahrungen in unserem Leben, die wir in Schönheit und Freude sammeln konnten und die unsere Persönlichkeit nähren. Es gibt Juwelen, die sich durch schwierige Reifungsprozesse und schmerzliche Herausforderungen entwickelt haben; auch solche nähren uns.

Im Energiefeld von Sanat Kumara erkennen wir schmerzliche Erlebnisse als *Schleifprozesse des Lebens,* die letztendlich dazu dienen, unser inneres Feuer und unsere innere Schönheit offenzulegen.

Menschen, die mit den Schwingungen von Sanat Kumara in Resonanz stehen, kennen ihre Fähigkeiten. Sie zeigen in Entwicklungsprozessen Geduld und das Durchhaltevermögen zu ihrer Bewältigung. Sie erkennen, was Masken sind und was Wahrheit ist. Sie stellen sich leicht auf veränderte Situationen ein, ohne an ihren Wünschen und Vorstellungen festzuhalten.

Solche Menschen wären im Tierreich symbolisch mit Delfinen zu vergleichen, die im Rahmen ihrer Möglichkeiten wissen, dass sie das Meer und die Wellen im Sturm nicht ändern können – aber sie können ihren Schwimmstil anpassen. Sie freuen sich daran, auf den Wellen zu surfen. Sie akzeptieren die Spielregeln des Lebens und fügen sich in dieses Spiel ein.

Das Energiefeld von Sanat Kumara und Lady Venus Kumara unterstützt den Durchbruch zu größerem Verständnis unserer Lebensprozesse und die liebevolle Verbundenheit zu allen Wesen. Alles ist eins, nichts steht isoliert und nichts geht verloren. Die schmerzlichen Erfahrungen auf unserem persönlichen Reifungsweg sind ebenso wichtig wie die Erlebnisse aus Glückseligkeit und Frieden.

Sanat Kumara und Lady Venus Kumara stellen ihre selbstlose Liebe der *Vertiefung von Heilung* zur Verfügung. Mit ihrer Schwingung erfahre ich persönlich ein tiefes Gefühl von Heimat. Sich in die Energien von ihnen einzuhüllen, ist für mich wie ein Nach-Hause-Kommen. Sie symbolisieren für mich so etwas wie geistige Heimat und unendliche Geborgenheit und Wohlwollen. Ich fühle mich ganz und gar angenommen, und eine Fülle von Hilfen und Begleitung stehen mir zur Verfügung. Sie lösen in mir das Empfinden von Zuversicht aus, dass ich meine mir gesetzten Ziele in Leichtigkeit schaffe, da ich mit der Quelle in Kontakt bin.

Meditationsimpulse mit Sanat Kumara:
Nach individueller Einstimmung lädt das energetische Kraftfeld von Sanat Kumara und Lady Venus Kumara ein, folgende Themen auf sich wirken zu lassen:
◊ Was braucht in Dir Heilung?
◊ Meditiere über Venus.
◊ Meditiere über Heimat, über nach Hause kommen.
◊ Erlaube Dir, dass Zusammenhänge Deiner Lebensprozesse deutlich werden. Erlaube Dir einen Überblick über Deine Erfahrungen.
◊ Erkenne die Schleifprozesse Deines Lebens.

◊ Bitte Sanat Kumara über Dein Höheres Selbst um eine Botschaft.

◊ Tauche mit Sanat Kumara in Deine persönliche Tiefe ein.

◊ Meditiere über Delfine.

◊ Erlaube Fülle, schöpfe aus der geistigen Fülle.

◊ Mögliche Affirmationen: Ich lerne und wachse durch die Schwierigkeiten des Lebens. Ich erkenne meine Lebenserfahrungen als meine Juwelen des Herzens an.

5.10. Maha Chohan

Die Aura-Soma-Quintessenz des Maha Chohan ist blasstürkis und duftet würzig und frisch. Bei den Balance-Ölen steht Blasstürkis über Blasstürkis. Seine Botschaft liegt in der *Verbindung zwischen Intellekt und Spiritualität*. Maha Chohan lehrt die *Entschlüsselung alter Botschaften zum Heil des Menschen*. Das energetische Kraftfeld seines Wirkens liegt in der Umsetzung der Weisheit in unser reales Denken und Handeln. Da der Weg in die Spiritualität nur im Einklang mit unseren eigenen Gefühlen gehen kann, hilft Maha Chohan, *Gefühlsbeziehungen zu sich selbst, zu anderen Menschen und zur Natur* aufzubauen. Die menschliche Ganzheit bezieht sich auf Vernunft und Gefühle.

Maha Chohans Energien bilden die Brücken dort, wo sie gebraucht werden. Bei einem Menschen schult er den Intellekt, bei einem anderen das Gefühl und intensiviert den wirklichen Kontakt zum Wesenskern. Er begleitet uns zum *Herzen des Seins*, denn ohne die Liebe des Herzens – des organischen ebenso wie des geistigen – geschieht nichts. Solange wir Geschehnisse und Widerstände abwehren und sie gefühls- und verstandesmäßig nicht integrieren wollen, sind wir noch am

Anfang des persönlichen Entwicklungsweges. Indem Maha Chohan uns ermunternd begleitet, erfahren wir eine intensive Verbindung zu unserem inneren Lehrer.

Meister Maha Chohans Qualitäten lassen in uns das Vertrauen wachsen, dass wir zur rechten Zeit den Schlüssel zu den richtigen Türen finden. Den Schlüssel dann anzuwenden, die Tür wirklich zu öffnen und in neue innerliche Räume und Dimensionen einzutreten, sind die logischen nächsten Schritte.

Ich habe in der Reiki-Entwicklungsgeschichte einen Vorgang kennengelernt, wie ich mir Meister Maha Chohans Arbeit vorstellen kann: Doktor Mikao Usui, der Ende des 19. Jahrhunderts in Japan seine Stellung als Lehrer an einer christlichen Schule aufgab, um in alten Schriften zu suchen, *wie* Jesus Christus beziehungsweise Buddha durch Handauflegen heilten.

Als er nach Jahren in den verschiedensten Ländern die unterschiedlichsten Lehren erforscht hatte, fand er im Sanskrit, in den philosophischen und religiösen Lehrtexten des Hinduismus und des Buddhismus, Symbole und Sätze, die die Anleitung für das heilende Handauflegen waren. Nun fehlte ihm noch etwas zur wirklichen Umsetzung des Erlernten. Er beschloss, einundzwanzig Tage zu fasten und zu meditieren, und am letzten Tag dieser Zeit wurde ihm die Vision geschenkt, in der ihm, wie in einem Geistesblitz, die Symbole erklärt und ihre Anwendung gezeigt wurde. Danach hatte er wahrhaft verstanden und fühlte sich mit ihnen energetisch verbunden. Von da an war er in diese alte Heilkunst des Handauflegens und universeller Energieweitergabe eingeweiht worden.

Gerade diese *Umsetzung* unterstützen Maha Chohans Energien. Öffnen wir uns für seine Botschaft, erfahren wir im tiefsten Inneren, *wie* wir die in uns vorhandene Weisheit *entschlüsselt* im Lebensalltag einsetzen können.

Maha Chohan holt uns aus unserer Isolation heraus oder aus unseren Gefühlen der Isolation, des Nicht-eingebunden-seins in das Ganze. Er lädt ein, sich wieder dem großen Lebensfluss anzuschließen – ähnlich der mutmachenden Einladung eines zögernden Kindes, am Spiel des Lebens mitzuspielen und es mitzugestalten.

Altes und neues Denken lässt er kreativ verschmelzen und ist daher ein wahrhaft großer Meister für *Wendezeiten* und planetarische Veränderungen. Jetzt, im Übergang zum Wassermann-Zeitalter, finden auch für die Erde viele gravierende Veränderungen statt. Maha Chohans Energiefelder unterstützen uns hier im Einfinden in Neuerungen und bieten die Schlüssel zu neuen Türen an, beziehungsweise führen uns zu noch bestehenden mentalen Widerständen.

Meister Maha Chohan lehrt uns Entschlüsselungen zum Beispiel auch in der Form, dass wir die Bedeutung und den vielschichtigen Inhalt von Symbolen erkennen. Das Wassermann-Zeitalter wird zum Beispiel als das uralte Zeichen der Doppelwelle dargestellt. Sie ist damit ein Ur-Sinnbild des Wassers als Lebensprinzip, im irdischen wie im kosmischen Sinne; das Wasser der Urmeere als die Mutter von allem Leben.

Die Doppelwelle zeigt uns auch das ewige Auf und Ab, im materiellen wie im geistigen Leben – wie oben so unten. Die untere Welle ist ein Symbol der Geburt in der Materie als der Quelle ewiger Neuwerdung, die obere als Symbol der Wiedergeburt aus dem Geist und als Erwachen zum ewigen Sein.

Die Symbol-Sprache ist eine sehr tiefe Kommunikationsebene, eine unerschöpfliche Quelle von Weisheiten. Ebenso wie Maha Chohan legte Meister Hilarion große Bedeutung in das Verstehen von Zeichen, Signalen und Symbolen, denen wir uns in Meditationen und Kontemplationen zuwenden und widmen können.

Das Kraftfeld von Maha Chohan stärkt das Ananda-Khan-da-Zentrum, das Chakra zwischen dem Herz- und dem Kehl-Chakra. Näheres dazu steht im Kapitel über den türkisen Pomander. Es unterstützt die Fähigkeit, auf neue, veränderte Art zu kommunizieren, sich über Stimme, Körperausdruck und durch die ausgesandte Herzenergie zu verständigen.

Menschen, die mit Maha Chohan einige Schulungen ihres inneren Meisters erfahren haben, sind Menschen, die sehr inspirierend und intuitiv sind. Ihre Kreativität wurzelt in der ewigen Weisheit, und sie wissen diese einzusetzen. Sie bringen sich in Worten und Taten gut zum Ausdruck und verfügen über einen gesunden Bezug zu allem – zum mineralischen, pflanzlichen, tierischen und zum menschlichen Bereich.

Ich hatte 1990 ein persönliches Erlebnis mit Meister Maha Chohan während meines ersten Intensiv-Kurses bei Vicky Wall. Ich erwähnte schon in einem vorigen Kapitel, dass ich während der Seminarstunden Vicky Wall immerzu anschauen musste. Ihre androgyne und sehr liebevolle Ausstrahlung ließ mich nicht los.

Vicky Wall konnte zwar wegen ihrer Blindheit nicht unsere reale Außenwelt wahrnehmen, die wir mit den äußeren Augen sahen, dennoch schaute sie die Auren der Seminarteilnehmer sehr gut. Es kam vor, dass sie in ihrem Unterricht abrupt stoppte, eine aus unserer Gruppe ins Visier nahm und ganz direkt fragte: Hörst Du zu? Wenn man sich dann dabei ertappt fühlte, dass man gerade einmal nicht ihren Ausführungen folgte, sondern sich von einem Gedanken wegtragen oder ein betroffenes, gar trauriges Gefühl aufsteigen ließ, dann nahm sie dies in der Erscheinung der Aura derjenigen war und sprach das direkt an. Wenn man dann leugnete und antwortete: Doch, doch ich höre zu, dann erwiderte sie kurz: Ich sehe das anders.

Falls jemand sein Abschweifen erklärte, gab sie dem angemessen Raum. Da sie die Aura sah, in der sich Gedanken und Gefühle in Farben zeigten, verfügte sie über eine enorme Kontrolle. Man konnte nichts vor ihr verbergen.

Mir geschah es in einer der Unterrichtsstunden, dass ich starke Gefühle von Betroffenheit und Traurigkeit verspürte. Ich konnte mich gar nicht dagegen wehren. Ich konnte es vom Verstand her auch nicht erklären; es war etwas für meinen Verstand Unfassbares. Vicky Wall bemerkte es und sah mich an. Sie frug mich, was mit mir sei. Ich konnte aber schon nichts mehr mit meiner Stimme antworten, sondern Tränen liefen mir ohne Kontrolle übers Gesicht.

Sie kam näher zu mir, und ich erinnere mich, dass sie an meiner linken Seite stand und ihre rechte Hand auf meine Schulter-Rücken-Partie legte. Mein Weinen schien aus meinem tiefsten Inneren zu kommen. Sie bat Mike Booth, sich an meine rechte Seite zu stellen. Beide legten eine Hand auf meinen Rücken, die andere hielten sie in Höhe meines Herz-Chakras. Sie sangen Vokale, die sie intuitiv von Meister Maha Chohan erhielten.

Mein Verstand war wie sprachlos. Mein Weinen hörte auf, und dem Gefühl von Traurigkeit folgte eine Empfindung von tiefer Ruhe, die mehr und mehr Raum nahm. Es war keine Verdrängung der Traurigkeit, sondern eher ein Auflösen und ein Ablösen von traurigem Isoliertsein und ein Wiedereinfinden in ein größeres Ganzes.

Mein Gefühl war ein wohltuendes Angenommen-sein, und der Klang der Töne lockte mich in eine erweiterte Welt. Es ist für mich fast unmöglich, diese dabei empfundenen Gefühle und inneren Bilder in Worte zu fassen. Hier handelt es sich um Erlebnisse im Bereich ohne Sprache, zu denen uns die Meister-Energien führen, an denen sie uns teilhaben lassen.

Sie bauen uns die Brücken in diese Erfahrungswelt und sie

geben uns die Schlüssel. Über die Brücken zu gehen und die Schlüssel zu benutzen, das steht dann in unserer freien Entscheidung. Diese Ruhe, dieser innere Frieden und gleichzeitig die neue Dimension, die ich dadurch betreten habe, weckten in mir den Wunsch nach mehr solchen Erfahrungen. Im Laufe der Jahre, in denen ich mich immer wieder für die Kraftfelder der Meister-Energien öffnen konnte, habe ich viele solcher Erfahrungen machen dürfen. Es ist eine Angeschlossen-Sein an eine geistige Fülle, an eine Qualität der Liebe, von der wir manchmal nur träumen – aber sie ist real.

Der Maha Chohan ist Chohan des Dritten Strahles, er sagt: *„In der alles durchdringenden Göttlichen Liebe ist jeder Lebensstrom geborgen, ganz gleich, was auch an Geschehnissen auf ihn zukommt. Diese reine Göttliche Liebe ist Lebensgrund und Ursache, und nichts kann sie schmälern. All das, was dem niederen Selbst an Belastungen und Erlebnissen auferlegt ist, hat es sich selbst geschaffen. Die Göttliche Liebe steht weit darüber, und alle irdischen Geschehnisse sind im großen Plan des Lebensstromes eingewoben.*

So eilt der Lebensstrom durch die Inkarnationen, lernend, Fehler ausgleichend, neue Ursachen legend für künftige Verkörperungen, und immer führt und trägt ihn die Göttliche Liebe. – Von diesem erhöhten Standpunkt aus gesehen verblassen alle irdischen Ereignisse."(12)

Meditationsimpulse mit Maha Chohan:
Nach individueller Einstimmung lädt das energetische Kraftfeld Maha Chohans ein, folgende Themen auf sich wirken zu lassen:
◊ Visualisiere in der Meditation Deinen inneren Meister.
◊ Erlaube den Bezug zu allen Wesensaspekten in Dir, dann sei Dir im Einklang von Vernunft und Gefühl darüber klar, welchen Du Raum und Zeit gibst.

◊ Meditiere über den Wandel zum Wassermann-Zeitalter.

◊ Konzentriere Dich auf das Ananda-Khanda-Zentrum und dessen Qualitäten.

◊ Finde in Dir für Dich stimmige Affirmationen, zum Beispiel: Ich überlasse mich dem Fluss des Lebens. Ich denke, fühle und handele im Einklang mit meinem Höheren Selbst. Ich vertraue meiner Intuition und Inspiration.

5.11. Djwal Khul

Die Aura-Soma-Quintessenz von Djwal Khul ist von smaragdgrüner bis kräftig-grüner Farbe und riecht sehr nach Wald, frisch bis würzig. Bei den Balance-Ölen steht Grün über Klar. Die Botschaft des jüngsten Meisters von allen bezieht sich darauf, dass die *einzige Konstante im Leben die Veränderung* ist. Djwal Khul ist der große Forscher nach dem im Lebensgesetz zugrunde liegenden Muster, nach dem Lebenssinn.

Die Qualität des energetischen Kraftfeldes ist die *wirkliche Wahrheitssuche.* Er sucht die Wahrheit im Einklang mit seinen Gefühlen und erforscht nicht nur mit seinem Intellekt.

Er weiß, dass in den sich ständig verändernden Prozessen das Lernen und immer wieder Ausprobieren das Allerwichtigste ist – ohne dabei die orientierende Ausrichtung sowie Freude und Leichtigkeit zu verlieren. Er sieht die Erde als ein großes Übungsfeld an, was in keiner Weise abwertend gemeint ist, sondern konstruktiv.

In diesen Lern- und Übungsphasen ist es ihm sehr wichtig, das *innere Gleichgewicht* zu bewahren. Dazu passt eine Geschichte, die Phyllis Krystall erwähnt. Sie hatte eine Vision, ähnlich eines Traumes, in der sie auf einem Seil balancierte und bemüht war, ihr Gleichgewicht zu halten. Sie sah schwarze

Vögel auf sie zufliegen, und im Abwehren dieser verlor sie ihr Gleichgewicht. Sie versuchte es wieder, balancierte wieder auf dem Seil und wurde von weißen Vögel umschwärmt. Diesmal wollte sie die schönen Vögel berühren und geriet auch aus dem Gleichgewicht. Fazit ist, dass uns Wünsche und Vorstellungen von etwas Schönem ebenso aus der inneren Balance bringen wie das, was wir nicht wollen und abwehren.

Unser innerer Meister erfährt im Energiefeld von Djwal Khul, beim Erforschen und Suchen gleichermaßen in der Außenwelt wie in unserem Inneren orientiert zu sein. Es gilt, die *Orientierung* weder zu sehr in die Außenwelt, zum Beispiel in die Welt der wissensdurchtränkten Bücher, zu verlagern noch zu sehr in die tiefsten Kraft- und Weisheitsquellen in unserem Inneren.

Sich den Meister-Energien von Djwal Khul zu öffnen, bedeutet auch, der *Natur als der großen Lehrmeisterin der Erde* zu begegnen. Seine grüne Farbe er-*innert* an das Grün der Natur, an die Naturzyklen mit ihrer Regelmäßigkeit, ihrer Standhaftigkeit, ihrer Regenerationsfähigkeit, ihrer Vielfalt und dem komplexen Rhythmus von Schöpfung und Zerstörung.

Meister Djwal Khul fördert das Verständnis für die unterschiedlichen Verknüpfungen in der Natur. Er fordert und fördert damit unsere Erkenntnis über das symbiotische Zusammenspiel von Mineralien und Pflanzen, von Pflanzen und Tieren, von Tieren und Menschen, von Menschen und der Erde, von der Erde und dem Universum.

Georg Iwanowitch Gurdjieff sah die Menschen vergleichsweise wie Spielzeug im Universum und erklärte irdische Geschehnisse durch galaktische Geschehnisse, in denen die unbewussten Menschen nur Marionetten wären.

Die persönliche Meisterschaft eines jedes Einzelnen liegt darin, das Bewusstsein zu erweitern und seine Schöpfungsenergie dazu zu verwenden, sich als Mensch zu erkennen und zu wachsen, ohne sich anzumaßen, die Welt zu verbessern. Das heißt, man müsse sein reales Betätigungsfeld und seinen Einflussbereich akzeptieren.

Das Djwal Khul Schwingungsfeld unterstützt das Bewusstsein für die *Stärke und die Kraft der Gemeinschaft*. Gleichgerichtete Interessen und Absichten wirken verstärkend in die gleiche Richtung – solches Wirken erschafft letztendlich unsere *Wirk*lichkeit.

Wenn wir Menschen mit Schrecken und Kummer feststellen, wie sehr wir die Natur vergiftet haben und wie uns jetzt die Natur vergiftet, wie groß der Schaden des Ozon-Loches in der Erdatmosphäre ist, wie stark die Flüsse und Ozeane belastet sind und so weiter, dann erfahren wir gerade durch Djwal Khul, nicht in dem Kummer und der Angst vor der Zukunft stecken zu bleiben, sondern aus der Erkenntnis zu lernen. Wir haben dieses Chaos mitgestaltet. Achtsamkeit und Verantwortungsgefühl reichen jetzt zur Umkehr nicht mehr aus. Welche Gesetze liegen diesem Chaos zugrunde? Welches Wirken braucht das veränderte Bewusstsein eines jeden Einzelnen für das neue Miteinander? Eine wachsende spirituelle Kultur kann nur aus einzelnen reifen Menschen entstehen. Grundlegende Einsichten in die Natur des Lebens hat jeder von uns in sich selbst, denn er *ist* Leben.

Eine besondere Qualität von Meister Djwal Khul ist es, *neue Räume zu erlauben*. Neue Räume in geistigen und irdischen Dimensionen. So wirkt er zum Beispiel wie ein heilsamer Balsam bei Ängsten. Das äußere und innere Wachstum des Menschen veranlasst, dass wir immer wieder neue und erweiterte Räume einnehmen. Als Embryo wachsen wir im Bauch der Mutter und verlassen nach Monaten den Raum, weil er uns zu klein geworden ist. Im Krabbeln und Laufenlernen erfahren wir die Grenzen und die Möglichkeiten, um sie zu überwinden in immer neue Lebensräume. Wir erforschen in Schulen und später im Berufsleben mehr oder weniger die ganze Welt. Auch im geistigen Wachstum nehmen wir je nach unseren Motivationen immer wieder neue Räume ein. Vermeiden wir den Kontakt und das Wissen um unsere Grenzen, wissen wir nicht genau, wo sie sind. Auch bei Grenzüberschreitungen gehen wir nie verloren. Selbst wenn wir die Idee von einem dunklen Loch haben sollten, in das wir fallen könnten: Wir fallen nur in einen neuen Raum. Raum in Raum in Raum....

Die grüne Farbenergie und die zusätzlichen Impulse des Kraftfeldes von Djwal Khul schaffen Raum, öffnen und wirken Engpässen entgegen. Er unterstützt jede Seele darin, das Herz für die Dinge zu öffnen, wie sie hier auf Erden sind. Dabei ist er ein liebevoller Wahrheitssucher, ohne Dinge zu verschönern oder etwas zu verbergen.

Besondere Unterstützung erleben die Menschenseelen, die sich hier auf dieser Erde nicht heimisch fühlen. Ich meine damit Menschen, die sich nie wirklich angenommen oder isoliert fühlen, als wäre ihre *geistige Heimat in anderen Sternenwelten*. Gerade diese Menschen erfahren in Djwal Khuls Energie Nähe und Unterstützung, ähnlich einer Brücke zu bodenständigen Sichtweisen, um die irdische Bestimmung anzunehmen und ihren Lebenssinn darin zu erkennen.

Das energetische Kraftfeld von Djwal Khul fördert das universelle Verständnis der Gestirne untereinander. Die kosmischen Gesetze zu erforschen, bereitet pure Freude, und damit infiziert er jeden astrologisch Interessierten. Seine Forschungen gehen über die der Erde hinaus. Er ist ein Erforscher des gesamten Universums und bringt uns in Kontakt mit dem *Raum im Raum*.

Meditationsimpulse mit Djwal Khul:
Nach individueller Einstimmung lädt das Schwingungsfeld von Djwal Khul ein, folgende Themen auf sich wirken zu lassen:

◊ Meditiere über den Lebenssinn.

◊ Konzentriere Dich auf die Zyklen von Geburt – Leben – Tod – Geburt.

◊ Für Meditationen in die Sternenwelt, zu astrologisch wichtigen Zeitpunkten besonderer Konstellationen.

◊ Meditiere über den Begriff Heimat.

◊ Die Erde ist ein Teil des Universums, ein Teil der Galaxie. Wo bist Du?

◊ Finde mit der Energie von Djwal Khul eine für Dich stimmige Affirmation, wie zum Beispiel: Es ist mir eine Freude, in mir selbst ruhend die Gesetze des Kosmos zu erkennen. Ich bin in innerem Gleichgewicht und wach und klar im Erkennen der äußeren Geschehnisse.

5.12. Orion und Angelika

Die Aura-Soma-Quintessenz von Orion und Angelika ist hellrosa und duftet blumig bis zitronig. Bei den Balance-Ölen steht Blassblau über Blasspink. Ihre Botschaften beziehen sich auf den *geistigen Schutz während Reisen in die inneren und äußeren Welten* und *in allen Wandlungsphasen*. Mit den Meister-Energien von Orion und Angelika wächst das Vertrauen, zur richtigen Zeit am richtigen Ort zu sein. Mit ihrer Hilfe überwinden wir den Übergang zwischen den Zeitzonen, zum Beispiel bei langen Flugreisen.

Die kleine Anekdote passt hier zur Erläuterung, in der ein Araber mit seinem schnellsten Pferd eine große Wegstrecke voller Kraft zurücklegte und sich dann am Zielort angekommen ganz still in eine Ecke setzte und wartete. Auf die Frage, warum er dies tue, antwortete er, dass er auf das Ankommen seiner Seele wartete, die langsamer reisen würde.

Die Qualität des energetischen Kraftfeldes von Orion und Angelika hilft, um uns *ganz und vollständig zu fühlen*. Sie verleiht geistigen Schutz und Geborgenheit, bis wir ganz und gar mit allen Wesensanteilen von uns irgendwo angekommen sind. Manche Menschen brauchen länger als andere, sich in einem neuen Land oder Urlaubsort *zu Hause* zu fühlen.

Ein Mensch, der die Weisheit von Orion und Angelika integriert hat, fühlt sich überall hier auf Erden zu Hause und hat keine großen Schwierigkeiten, sich in einem fremden Land wohlzufühlen. Dort, wo er seinen Kopf hinlegt, ist er daheim. Es sind Menschen, die gerne reisen.

Orion und Angelika schenken uns ihr Geleit nicht nur auf äußeren Reisen, sondern auch auf *Reisen in die Innenwelt*, auf Phantasiereisen in die Bilderwelt unserer Seele. Wenn wir auf solchen inneren Reisen Neues in uns auskundschaften, unterstützen uns Orion und Angelika, diese neuen Erfahrungen in unser Leben einzubetten. Sie unterstützen insbesondere Wandlungen und Wachstumsprozesse in unserer Spiritualität. Die beiden Meister bauen Brücken zwischen Materie und Geist.

Unser ganzes Leben können wir als eine Seelenwanderung sehen, als eine Reise der Seele auf dieser Erde, in der es immer wieder neue Umstände und Gegebenheiten zu erforschen gilt. Man könnte auch sagen, die Seele sammelt Geschenkpäckchen ein, denn jedes Erlebte und Integrierte trägt zum großen Erfahrungsschatz der Erde bei.

Stationen auf solchen Lebenswegen sind zum Beispiel Pubertät und auch Klimakterium, aber auch jede Krise oder persönliche Herausforderung. Orion und Angelikas Energien verbreiten dafür eine wohlwollende Atmosphäre von Schutz und Geborgenheit.

In schwierigen Phasen, in denen lang verdeckte Kindheitserfahrungen aufgearbeitet werden müssen, vermeiden wir manchmal unsere Präsenz und sind nicht vollständig im Hier und Jetzt. In der *Arbeit mit dem inneren Kind* sind diese Meister-Energien von großer Hilfe. Überhaupt ist es eine Energiequalität, die besonders Kindern in ihrem oft schnellen Wechsel von Welten wohl tut. Sie schenken wohlwollenden Halt und das Gefühl geistiger Sicherheit.

Gerade das Schwingungsfeld von Angelika sammelt Unreinheiten aus dem Irdischen und löst sie auf. Als Unreinheiten können auch nicht verarbeitete Kindheitserlebnisse oder schwere Krankheiten im Kindesalter gesehen werden. Es ist sehr hilfreich, sich in solchen Entwicklungsstadien begleitet zu fühlen.

Wichtige Schritte und Entscheidungen im Leben werden von Menschen selbst *und* von energetischen Kraftfeldern bewacht. Alles geschieht in einer Art Verbund miteinander. Die Unterstützungen der Energiefelder wirken über Resonanz, bis wir ganz vollständig, präsent und willig alleine ein Stück des Weges voranschreiten. Menschen mit übergroßem Schutz- und Sicherheitsbedürfnis können mit den Meister-Energien von Orion und Angelika erkennen, was ihr Vertrauen erschüttert hat, warum sie nicht mehr daran glauben, zu jeder Zeit mit Licht, Kraft und Liebe versorgt zu sein.

Manche brauchen allerdings so viel Sicherheit, dass sie damit ihre Freiheit aufgeben. Unser System von Versicherungen und Garantien ist bei genauerer Betrachtung ein Witz. Wie können wir unser Leben versichern? In dem Wunsch nach Sicherheit rutschen wir meistens in ein Netz von Abhängigkeiten und Co-Abhängigkeiten, aus dem heraus oft ein Angebundensein und alles andere als freie Entscheidung folgt. Irgendwann haben wir dann die Wahl zwischen Sicherheit und Freiheit. Es mag auch neue Einsichten geben, wenn wir mit Orion und Angelika den Begriff *Risiko* auf uns wirken lassen. Was riskiere ich in dieser Lebensphase oder speziellen Angelegenheit? Riskiere ich lieber meine Sicherheit oder meine Freiheit? Wirklichen Schutz gibt nur rechtzeitiges Handeln und rechtes Verhalten. In diesem Lernen begleiten uns die beiden Meister.

Eine besondere Qualität von Meister Orion und Meisterin Angelika ist es, die *männlichen und weiblichen Anteile* von Schutz und Geborgenheit zu erfahren und Einseitigkeiten in Mann- und Frau-Rollen auszubalancieren. Sie sind dabei mutmachende Verkünder einer neuen Morgenröte und damit neuer Sichtweisen.

Wenn wir neuen Gelegenheiten und Herausforderungen begegnen, dann kommt es schon einmal vor, dass wir über unsere eigentlichen Grenzen gehen und unsere innere Balance verlassen. Bis wir im grenzerweiterten Neuland wieder sicheren Fuß gefasst haben, begleiten uns die energetischen Kraftfelder von Orion und Angelika.

Meister Orion ist der Elohim des Dritten Strahles (Zwillingsstrahl ist Meisterin Angelika). Er sagt: *„Ich bringe jedem Einzelnen von euch die Fülle der Rosa Flamme als die einschmelzende, auflösende geistige Alchimie, die jede Unvollkommenheit aus eurer Erinnerung und Gefühlswelt beseitigt und euren Ätherkörper klärt.*

Der Mensch weiß nicht, was er mit sich herumträgt und wie tief es in seinem Unterbewusstsein, wie ihr sagt, vergraben ist. In diesem Bereich sind die Erinnerungen an jede Erfahrung aus allen Verkörperungen eingraviert, vom ersten Tage an, da euer Lebensstrom aus der Gnade fiel, bis zum Gegenwärtigen Augenblick. Der Göttliche Plan bringt bestimmte Lebensströme immer wieder zusammen, solange sie noch unaufgelöste Erinnerungen in sich tragen.

Gerade jetzt sind abermals die Lebensströme, mit denen ihr noch nicht in vollkommenem Einklang seid, zu euch hingeführt. Stellt nun bewusst das Bild der Vollkommenheit jedes dieser Menschen vor euer geistiges Auge. Lasst mich euch dazu die Kraft

Meines Fühlens geben, Mein Gefühl bedingungslos liebender Vergebung gegenüber solchen Lebensströmen. Wenn ihr das annehmt, wird es euch freischneiden von jedem Rückschlag der Energien eurer vergangener Fehler. – So gibt die Göttliche Gnade jedem Menschen stets neue Gelegenheit, alles in Ordnung zu bringen."(13)

Meditationsimpulse mit Orion und Angelika:
Nach individueller Einstimmung laden die Schwingungsfelder von Meister Orion und Meisterin Angelika ein, folgende Themen auf sich wirken zu lassen:

◊ Deine Vorstellungen von Schutz und Geborgenheit.
◊ Konzentriere Dich auf Deine Reisen in der äußere Welt und in Deine inneren Welten.
◊ Wie stellst Du Dir Begleitung vor?
◊ Meditiere über Sicherheit und Freiheit.
◊ Begegne Deinem inneren Kind.
◊ Finde für Dich stimmige Affirmationen, zum Beispiel: Ich bin präsent im Hier und Jetzt – und Veränderung geschieht. Ich reise mit Mut und Vertrauen von einer Lebensstation zur nächsten. Ich bin jederzeit und jederorts in mir zu Hause.

5.13. Pallas Athene und Aeolus

Die Aura-Soma-Quintessenz von Meisterin Pallas Athene und Meister Aeolus ist rosenpink, beziehungsweise pfirsichrosa und duftet blumig bis süß, dabei sehr frisch. Bei den Balance-Ölen steht Blasspink über Blassblau. Ihre Botschaften liegen *im Aufgeben der vergangenen Muster und in der Öffnung für das Schöne und das Edle* in allen Dingen. Sie verbinden Himmel und Erde und bringen so *Spiritualität und Alltag in harmonischen Einklang.*

Besonders intensivieren sie *die Tiefe in allem.* In ihrem energetischen Kraftfeld nehmen wir die *Symbolik aus Träumen* intensiv wahr. Pallas Athene und Aeolus unterstützen jede Auswertung aus den symbolhaltigen Träumen, ob es nun Träume des Unbewussten im Schlaf sind oder auch Wachträume. Die Träume, die den ersten Teil des Schlafes füllen, sind oft noch Erlebnisverarbeitung oder Aufräumarbeiten des Inneren vom Alltag; während die Träume, die weit nach Mitternacht in den frühen Morgen hin auftauchen, die Botschaften des neuen Tages oder Informationen des Zukünftigen enthalten.

Die Impulse, die uns unser Inneres durch Träume mitteilt, können uns große Hilfen sein. Sie unterstützen, dass man sich Träume besser merken kann, um sie mit Gefühl und Vernunft auszuwerten.

Mit ihren meisterlichen Energien erkennen wir die *Schönheit im alltäglichen Geschehen* intensiver und stärken die Wertschätzung auch für die kleinen Details, die sich uns in unendlicher Zahl anbieten. Der Sonnenstrahl, der jetzt gerade ein Blatt beleuchtet; die Regentropfen, die eine Blüte benetzen; die glitzernden Schneekristalle oder eine liebevolle Geste eines Mitmenschen.

Pallas Athene und Aeolus schulen unsere Aufmerksamkeit für das Edle und Schöne, das unsere Seelen nährt. Unsere Seele ernährt sich von dem Klang einer Stimme ebenso wie von dem Bild einer erblühenden Blume. Sie kennt die Bedeutung und die Symbolik der Dinge – auch ohne Worte.

Das Materielle ist *eine* Form, wie sich das Göttliche ausdrückt. Wohlstand und rechte Lebensführung in materieller Sicht ist für manche von uns eine große Herausforderung. Die Gefahr liegt darin, in den Sog des materiellen Konsums hineingezogen zu werden und das Haben-wollen von dem In-Frieden-sein nicht mehr zu unterscheiden. Wir können wählen, ob wir im Materiellen hängenbleiben oder unsere Spiritualität verwirklichen wollen.

Die energetischen Trägerebenen von Pallas Athene und Aeolus begleiten uns in genau diesen Lernprozessen, die Wertschätzung für den edlen Wohlstand und das Schöne zu erkennen, ohne daran zu hängen. Sie öffnen uns auch für die *Fülle*. Wir Menschen müssen hier auf Erden, auch in unserem Körper, erst einmal unsere Grenzen erfahren, um darüber hinaus zu erkennen, dass es auch eine Grenzenlosigkeit gibt. Wer in der Wüste im Durst den Geschmack des Wassers kennengelernt hat, der wird sich daran erinnern und dankbar Wasser genießen können, wenn er denn wieder welches hat.

Unser Lebensstrom wird durch ihre Energiequalität enorm erhöht, ein Loslassen von alten Dingen geschieht auf leichte, ganz selbstverständliche Weise. Ein heilsamer Durchfluss schwemmt alles Überflüssige weiter.

In dieser Meister-Quintessenz finden wir, wie in mehreren anderen auch, die harmonische Verbindung einer Meisterin und eines Meisters. Diese Kombination unterstützt ebenfalls das innere Ausbalanciert-Sein der männlichen und weiblichen Anteile in uns oder die Dankbarkeit und das Glücksempfinden, gerade jetzt Mann oder Frau zu sein und genau die Erfahrungen zu machen, die für die Seele Geschenke sind.

Pallas Athene und Aeolus sind eng verknüpft mit der griechischen und römischen Götterwelt. Pallas Athene war in der altgriechischen Mythologie die Göttin der Weisheit und den zwölf Olympiern zugehörig. Die Griechen sagen, sie sei aus dem Haupt des Zeus entsprungen. Die Ägypter dagegen sagen, Athene bedeute so viel wie: *Ich stamme aus mir selbst.* Sie wurde als Muttergöttin und als heilige Jungfrau verehrt. Diese Götterbilder sind im Sinne von archetypischen Bildern zu verstehen. Sie sind, ähnlich wie in der Traumdeutung, symbolisch gemeint.

Archetypen sind in der Psychologie C. G. Jungs ein sogenanntes *Ur-bild* im kollektiven Unbewussten, zu denen jede Seele Zugang hat. Auch ohne Worte hat jeder von uns einige Bilder im Sinne, wenn er von der Göttin der Weisheit hört.

Mit diesen Meister-Quintessenzen erkennen wir die *archetypischen Bilder unserer eigenen Seele*. Welche Urbilder, welche Rolle, welchen Aspekt will unsere Seele diesmal erfahren? Wir Menschen brauchen so lange Vorbilder, Idole und Anleitungen, bis wir unser wahres Selbst verwirklicht haben; bis wir unser Höheres Selbst und unseren inneren Meister nicht mehr um Botschaften fragen, sondern bis wir eins mit ihm sind. Noch ist es oft so, dass wir andere imitieren, sofern wir die Wahl zur freien Entscheidung haben.

Menschen, die die energetischen Botschaften von Pallas Athene und Aeolus verstehen und leben, sind Menschen, die Zugang zu altem Wissen haben und dies sinnvoll zu ihrem Wohl und der Gesundheit der ganzen Menschheit einsetzen. Sie empfinden eine tiefe Wertschätzung für ihre gesammelten Erfahrungen, ohne sich darin zu verstricken, weder in einem schmerzlichen Erlebnis noch in ihrem Wohlstand Sie sind auch nicht abgehoben von der Realität.

Meditationsimpulse mit Pallas Athene und Aeolus:
Nach individueller Einstimmung laden die energetischen Kraftfelder von Meisterin Pallas Athene und Meister Aeolus ein, folgende Themen auf sich wirken zu lassen:
◊ Meditiere über Schönheit und Edles.
◊ Erlaubst Du Fülle? Nimmst Du sie an?
◊ Was ist für Dich edler Wohlstand?
◊ Was bedeuten Dir Träume?
◊ Finde für Dich stimmige Affirmationen, wie zum Beispiel:

Ich lasse los und vertraue. Ich erkenne die Bedeutung meiner Träume. Auch mit meiner großen Vergangenheit lebe ich im Hier und Jetzt.

5.14. Lao Tsu und Kwan Yin

Die Aura-Soma-Quintessenz von Lao Tsu und Kwan Yin ist blassorange und riecht herrlich würzig nach Orangen. Bei den Balance-Ölen steht Blau über Klar. Ihre Botschaften sind in Verbindung mit *tiefer Weisheit, beständigem inneren Frieden und einem liebevollen Mitgefühl für alles Erschaffene.* Sie bringen uns Informationen aus vergangenen Zeiten, deren Gültigkeit immer besteht – sie bringen uns das *immerwährende*, nie verlöschende Licht. Ihre energetische Qualität ist es, solchen Frieden und Liebe in uns zu finden, dass man alles gelassen akzeptieren kann, womit uns das Leben konfrontiert.

Sie beleben in uns das grenzenlose Vertrauen, dass das Licht in unserem innersten Tempel immer währt und unzerstörbar ist. Angstfrei, ohne Sorgen und Schüchternheit begleiten sie uns, wenn wir uns ihnen öffnen.

Mit Lao Tsu und Kwan Yin wird *das Innen und das Außen eins*, ihre Kraftfelder wirken liebevoll durch alles hindurch – Vergangenheit, Gegenwart und Zukunft sind letztendlich eins. Sie lehren uns nach den erfahrenen Begrenzungen der dualen irdischen Welt die Grenzenlosigkeit. Der Wunsch, irgendwo zu sein, ist gleichzeitig die Ankunft an jenem Ort. Das ist das Ziel. Es ist ein großer Lernprozess für unseren Verstand, dass das „sowohl-als auch" ebenso gilt wie das „entweder-oder". Dualität ist ebenso wahrhaft wie die Grenzenlosigkeit.

Der Name der Meisterin Kwan Yin, manchmal auch Kuan Yin geschrieben, stammt aus dem Chinesischen, dort wird sie als die *Große Mutter* angesehen. Sie verkörpert im Irdischen und Geistigen das weibliche Yin-Prinzip und galt als *Die-Kinder-Bringende*. Kwan Yin sann immerzu über das goldene Gefäß ihres eigenen Schoßes nach, dem die gesamte Welt entsprang, während der Himmelsvater, als ihr Gemahl, in ihr wohnte – so wie das Juwel im Lotos der indischen Mythologie. Dort ist Kwan Yin ein Bodhisattva, eine Erlösergestalt aus dem höheren Reich, die aus Mitgefühl in die Region der Menschen herabgestiegen ist. Sie gilt als die weibliche Form des Bodhisattva Avalokiteshvara, des Höchste-Weisheit-Erkennenden. Meisterin Kwan Yin repräsentiert das Prinzip von Karuna, des grenzenlosen Mitgefühls. Sie lehrt uns Milde und Barmherzigkeit.

Der Name von Meister Lao Tsu – auch Lao Tse – stammt von dem chinesischen Weisen, der fünfhundert Jahre vor unserer christlichen Zeitrechnung lebte und der Begründer des Taoismus war. Er ist der Autor des klassischen chinesischen Weisheitsbuches *Tao-te-King*.

Ein Zitat von Konfuzius beschreibt Lao Tsus Genialität, als er über diesen sagte: „Vom Vogel weiß ich, dass er fliegen kann, vom Fisch, dass er schwimmen kann, von den Vierfüßlern, dass sie laufen können. Aber wie der Drache sich auf Wind und Wolken gen Himmel schwingt, das übersteigt mein Wissen. Heute habe ich Lao Tsu gesehen. Es ist wie ein Drache!"(14)

Lao Tsu war ein Meister der Alchemie, jetzt begleitet er die Transformation und Transmutation von Energien im Neuen Zeitalter.

Menschen, die diese Meister-Energien integriert haben, sind Menschen mit einer kraftvollen Ausstrahlung, manche sprechen gar von Menschen mit einem Charisma. Charisma ist eine Bezeichnung für eine Ausstrahlung wohltätiger Art, einer inspirierenden Kraft, die Macht über Mitmenschen verleiht.

Auch ohne Worte beeinflussen sie allein durch ihre Gegenwart. Ihr Vertrauen in ihre Licht- und Kraftquellen sind unerschütterlich, ihre Liebe wirklich selbstlos. Sie haben in allen Dingen des Lebens ein gesundes Maß gefunden. Oft sind es Menschen, die schon viele schwierige Lebenssituationen gemeistert haben.

Die Energiefelder von Lao Tsu und Kwan Yin unterstützen uns in *tiefen Loslass-Prozessen* sowie im Freilassen alter Geschichten, damit die Nebel, die unsere Sicht trüben, oder die Stürme des Lebens, die an unseren Wurzeln rütteln, uns nichts anhaben können. Solche Herausforderungen sind dann als Kontrolle zu sehen, damit wir gegebenenfalls etwas in uns korrigieren können. Diese Meister-Quintessenz hilft dadurch begleitend in allen Therapieformen, in denen Altes aufgewühlt wird.

Durch Lao Tsu und Kwan Yin lernen wir, was wirkliche *Echtheit und Authentizität* ist: Sich nicht mehr verstellen oder irgendjemanden imitieren, sondern seinem Selbst so tief vertrauen, dass sich jeder Zweifel auflöst.

Wieder kommt die Ausgewogenheit von männlichen und weiblichen Qualitäten durch die beiden Meister-Energien zum Vorschein. Es ist ein sich immer wiederholendes Thema, sich am Neuen zu orientieren; und hat man sich ganz darauf eingelassen, kann es sein, dass es veraltet ist und wieder der Neuorientierung bedarf.

Unser Lebensstrom fließt unter dem Einfluss von Meister Lao Tsu und Meisterin Kwan Yin geduldig und kraftvoll. Dieses Eins-Sein, das sie verströmen, löst Gefühle der echten Freude und des Glücks aus. Wir fließen im großen Lebensstrom des Universums.

Meditationsimpulse mit Lao Tsu und Kwan Yin:
Nach einer individuellen Einstimmung laden die energetischen

Kraftfelder von Meister Lao Tsu und Meisterin Kwan Yin dazu ein, über folgende Themen zu meditieren:

◊ Konzentriere Dich auf Deine Atmung, Ein- und Ausatmung, Austausch von innen und außen.

◊ Ergründe den Sitz und die Tiefe Deines Vertrauens.

◊ meditiere über die Wurzeln Deiner innewohnenden Weisheit.

◊ Verströme die Liebe, Barmherzigkeit und den Frieden Deines Herzens in Deinen Körper und Deine Aura. Stelle Dir vor, wie sie über deine irdischen und geistigen Wurzeln mit allem in Verbindung sind.

◊ Meditiere über die Einheit von Erdenmutter und Himmelsvater.

◊ Finde für Dich stimmige Affirmationen, wie zum Beispiel: Ich befreie mich von allen Begrenzungen. Ich vertraue meiner inneren Weisheit.

5.15. Heiliger Gral und Sonnenlogos

Die Aura-Soma-Quintessenz Heiliger Gral und Sonnenlogos (The Holy Grail and The Solar Logos) ist blassolivgrün und riecht frisch, zitronig, nach Rose und Zimt. Diese Quintessenz ist die zuletzt gefundene und vollendet die Reihe der fünfzehn Meisteressenzen. Sie löst die Zeit der personifizierten Namensgebung für energetische Meister-Kraftfelder ab und baut die Brücke zu einem neuen Verständnis und zur Umsetzung in der persönlichen Meisterschaft.

Die Botschaften des Heiligen Grals und des Sonnenlogos entwickeln *das Bewusstsein und den Umgang mit weiblichen Führungsqualitäten*. Das bedeutet, den weiblichen Qualitäten – in der Frau ebenso wie im Mann – Raum zu geben. Sie zu empfangen (das Symbol des Kelchs oder der Schale), sie zu erkennen, sie wertzuschätzen und sie einzusetzen, sie also verantwortungsvoll zum Wohle des Ganzen zu *leben*. Hier sind wir aufgefordert, etwas differenzierter zu denken, denn es geht nicht darum, die natürlichen, geschlechtlich bedingten Bedingungen zu manipulieren.

Frauen und Männer können gleichermaßen *mit einem Impuls schwanger* sein und etwas in sich *nähren* und es dann, wenn die Zeit reif ist, *gebären*. Viele männliche und weibliche Verhaltensprogramme und Lebensmuster haben sich unendliche Male bewährt und wurden wiederholt und wiederholt. Im Übergang zum Zeitalter des Wassermanns formen sich mit dem Schwingungsfeld dieser Quintessenz *neue Brücken für ein neues Verhalten*, für die Integration von erweitertem Rollenverhalten.

Intuition, Einfühlsamkeit und *Verantwortungsgefühl* sind wichtige Stärken dieses gewaltigen Kraftfeldes, die gerade dann von großer Bedeutung sind, wenn es darum geht, Menschen aller Altersstufen in speziellen Situationen *zu führen* oder in die nächsten Entwicklungsphasen *hineinzubegleiten*. Die Qualität des weiblichen Führens ist eine andere als die des weiblichen Dienens, wenngleich sie miteinander verwandt sind, dennoch unterscheiden sie sich aus der Motivation und der Perspektive heraus.

In diesen Aufgaben sind *Präsenz* und *Humor* gute Wegbegleiter, denn nur wenn ich präsent im Kontakt mit meinen Gaben bin, kann ich im Hier und Jetzt etwas tun. An das Vergangene kann ich mich erinnern, das Zukünftige kann ich planen, aber nur jetzt bin ich *aktiv*. Der Humor kann dabei in angemessener Form, zusammen mit einem Lächeln oder gar herzhaftem Lachen, so manche Situation entschärfen und eine eventuell vorhandene Tragik herausnehmen.

Wenn ich mich mit der Quintessenz in Kontakt bringe, empfinde ich als Erstes die Ebene der Kelche oder Schalen in mir selbst. Der erste, sehr große Kelch zeigt sich im Beckenraum, die zweite Ebene bildet die etwas kleinere Schale oberhalb des Solarplexus und die dritte Ebene erscheint in der noch etwas feineren Kelch-Ebene im Bereich zwischen Kehl- und Stirn-Chakra. Könnte ich mich selbst von vorne sehen, wäre es das Bild eines überfließenden drei-schaligen Brunnens. Der sprudelnde Inhalt ist dabei für die Effizienz der Aufgabe gleichwichtig wie die Schalen.

Dieses Bild vorstellend, aktiviert sich die Qualität des Sonnenlogos, die ich am ehesten als ein strahlendes Leuchten beschreiben kann, das, vom Solarplexus ausgehend, alles durchdringt. Etwas-zurückhalten-wollen ist gänzlich unmöglich, es fließt über und über und strahlt ohne weitere Worte.

Das Kraftfeld des Grals und des Logos wirkt ermutigend und wegweisend in die *Verbindung von Herz-Chakra und Solarplexus*, zwischen der liebenden Weisheit und der tatkräftigen Umsetzung. Olivgrün ist die Mischung aus dem raumschaffenden Grün und dem ausstrahlenden Gelb.

Auf der körperlichen Ebene stärkt die Energie dieser Quintessenz das sogenannte *Bauchhirn*. Die Wissenschaft weiß noch relativ wenig über die Funktionen des Solarplexus, außer dass es ein verbindendes Nervengeflecht im Bauchraum ist. Der Fokus der Neurowissenschaftler lag auf dem Gehirn im Kopf, jetzt erforscht man mehr und mehr das Gehirn im Bauch und staunt, welche physischen und psychischen Verknüpfungen zwischen *oben und unten* bestehen.

Die Botenstoffe und Neurotransmitter im Gehirnstoffwechsel, wie zum Beispiel das Serotonin, rücken in ihrer Bedeutung aufgrund der immer häufiger auftretenden Depressionen in den Vordergrund. Aber das wichtige Serotonin wird im Kopf nicht vorkommen können, wenn es nicht aus einem anderen Körperstoff, dem Tryptophan, in der Dünndarmschleimhaut gebildet werden kann. Die Zusammenhänge des Körper- und Gehirnstoffwechsels zu erkennen, sind wesentlich für unsere ganzheitliche Gesundheit. Die Wechselwirkungen verschiedener Medikamente tragen ihrerseits dazu bei, dass es große Probleme in der Zusammenarbeit zwischen Kopfhirn und Bauchhirn gibt.

Die Energien des Heiligen Grals und des Sonnenlogos nähren die *Lust am Leben* und *die Freude an der Sinnlichkeit* im Sinne intensiver Wahrnehmungen. Sie motivieren den *neuen* Menschen, dem Altbewährten seinen geehrten Platz zu geben und sich zu trauen, ab jetzt *neu*, dem Zeitgeist entsprechender, zu denken und zu handeln. Wir müssen das Rad nicht neu erfinden, sondern dürfen auf das Bekannte aufbauen.

Es werden sich *neue Formen des Miteinanders* entwickeln, neue Gemeinschaften, die nicht mehr von den Ideen der letzten Jahrhunderte oder Jahrzehnte geprägt sein müssen. Das weibliche Empfangen und In-Form-bringen von Impulsen und Ideen wird von den Energien des Grals und des Logos ebenso unterstützt wie das logische Verstehen-wollen des Wandels. Das *Eintauchen in seine Ursprungskräfte* oder in seine Matrix wird den Menschen in sein bestmögliches Fließen der energetischen und materiellen Kreisläufe bringen. Hier wird wieder eine weibliche Qualität gebraucht, die des *fürsorglichen Betreuens*, wenn das dynamische Entfalten persönlicher Kräfte dazu einlädt, all das in dem schnelllebigen Tempo, ähnlich der Fahrt auf der Überholspur des Lebens, zu entwickeln. Veraltete, weil „entschleunigende" Erziehungsmuster wären hier ebenso unpassend wie ein zu starkes Antreiben. Den wirklich stimmigen *Rhythmus* in den jeweiligen Phasen der Entwicklung zu finden, wird eine wichtige Aufgabe sein.

Es werden sich zeitgemäße Netzwerke formen, in denen jeder *seinen Platz durch* seine individuellen Fähigkeiten einnimmt. Es ging noch nie wirklich darum, wie X oder Y zu werden; auch alle anderen Meister-Energien fördern uns, *so* zu werden beziehungsweise zu sein, wie wir im Inneren sind, und zu leben, was wir als Gabe und Geschenk verankert haben. Das bedeutet *starke Spiritualität und gesunde Bodenständigkeit* – und das benötigen neue Frauen und neue Männer gleichermaßen.

Es mag sein, dass sich das konditionierte Rollenverhalten von Männern und Frauen noch stärker auflösen muss, und dass zunächst unklare Verhältnisse in den neuen Rollenverteilungen zwischen Mann und Frau, in Partnerschaften, aber auch in Arbeits-, und Projektgemeinschaften herrschen. Psychologen und Paartherapeuten prophezeien emotional kühlere Zeiten, mehr Single-Dasein und noch mehr Isolationsempfinden, bis sich jeder erst einmal selbst neu kennenlernen und *sicher-in-sich-selbst-sein* kann. Bis sich neue, funktionsfähige Teams bilden, braucht es vielleicht einen Zeitraum *dazwischen*, in der es kreative und mutige Pioniere beider Geschlechter gibt, die *neue Glückswege vorbereiten*. Es kann sein, dass die neuen Pfade gar nicht lange Zeit genutzt werden wollen, bevor sich wieder neue Wege zeigen. Wie wir mit den Stolpersteinen auf den Wegen umgehen, wird zeigen, wie flexibel wir sind. Die Hindernisse selbst sind wichtige Etappen in unserem Leben.

Auch in diesen persönlichen Entwicklungsphasen wird unser Humor sowie unser Glaube an uns selbst strapaziert werden. Das Kraftfeld des Heiligen Grals und des Sonnenlogos unterstützt das *Erforschen des Neulands,* kommen wir doch mehr denn je mit *unserer Heimat in Berührung*.

Die *Weitergabe der eigenen Lebensfreude* von Generation zu Generation ist für Frauen wie für Männer eine von „Gral und Logos" geforderte und geförderte Kraft.

**Meditationsimpulse mit dem Heiligen Gral
und dem Solar Logos:**

Nach individueller Einstimmung lädt das energetische Kraftfeld des Heiligen Grals und des Sonnenlogos ein, folgende Themen auf sich wirken zu lassen:

◊ Meditiere über Deine weiblichen Qualitäten.

◊ Reflektiere über Begleitung von Menschen, über Betreuung, über Anleitung, über Lehren und über Führung.

◊ Erinnere Dich an drei Lehrer Deines Lebens und an drei Situationen, in denen Du Lehrer warst.

◊ Meditiere in Deine Verbindung von Herz-Chakra und Solarplexus-Chakra.

◊ Finde für Dich stimmige Affirmationen, zum Beispiel: Ich empfange und ich gebe weiter. Ich vertraue meiner Intuition. Ich lebe meine weiblichen Fähigkeiten. Ich traue mich, Pionier zu sein. Mein Humor ist eine Kraftquelle. Ich will nähren, gebären und gewähren.

5.16. Ihre Anwendung

> Die Meisterung der wahren Macht bedeutet,
> die Nacktheit vor dem unendlichen Licht zu meistern.
>
> Botschaft der Sternenbrüder

In Kapitel 4.16. der Anwendung der Aura-Soma-Pomander habe ich ausführlich beschrieben, wie man einen Pomander auswählt, wie man ihn anwendet und in die persönliche Aura bringt. Ähnliches gilt für die Aura-Soma-Quintessenzen, so dass ich hier die Einzelheiten nicht neu aufzähle.

Bei der Auswahl einer Meisteressenz halte ich die *intuitive Wahl* ebenfalls für die wichtigste. Je mehr wir auf unsere innere Stimme des Höheren Selbstes hören lernen, umso klarer werden wir die Antworten, auch in Form von Bildern oder Empfindungen, verstehen. Es mag auch sein, dass der Name eines Meisters in einem Traum oder als ein Signal im alltäglichen Leben immer wieder erscheint. Wir sollten uns bei allen Anwendungen immer wieder klar darüber sein, dass *wir* uns den Kraftfeldern der Meister-Energien öffnen. Diese heilsamen Informationen durchstrahlen unsere globalen Erdenschwingungen. Wir sind es, die die *Feineinstellung des Empfangsgerätes* vornehmen.

Anstatt die Flüssigkeit aus dem Quintessenz-Fläschchen nur in die Hand zu geben, sollte man sie auf den Puls des Handgelenks tropfen. Verreiben und in die Aura fächeln lassen sie sich ähnlich wie die Pomander. Wir erleben dann den Kontakt mit ausgewählten Farben und Duftstoffen *und* der Botschaft eines Meister-Energiefeldes oder einer Meisterin oder einer Kombination von beiden Qualitäten.

Ich rate vor dem Kontakt mit Meisteressenzen oft zu Erfahrungen mit Pomandern. Sie tragen eine wesentlich höhere energetische Schwingung und laden ein, andere Sphären zu betreten. Während bei den Pomandern mehr die schützende Qualität geschenkt wird, geht es bei den meisterlichen Kraftfeldern weit darüber hinaus.

Die Aura-Soma-Meisteressenzen sind für meinen persönlichen und meinen Praxis-Alltag eine unschätzbare Unterstützung. Sie sind mehr als *Nahrung in der Meditation*. Ich schätze sie während einer Suche nach Antworten ebenso wie vor Lebensstrom-Behandlungen oder anderen Einzelsitzungen. Wenn ich ein Edelstein-Mandala aufbaue, sei es für mich privat oder für einen Vortrag oder ein Seminar, benetze ich gerne die Edelsteine mit einer Quintessenz, die symbolisch für die vier Elemente – Erde, Feuer, Wasser und Luft – stehen, oder ich stelle die Essenzen selbst in das Mandala oder an die

Ecken. Ansonsten gelten hier die gleichen Einsatzmöglichkeiten wie bei den Pomandern.

5.17. Eine allgemeine Meditationsanleitung mit einer Meisteressenz

Besitze dich selbst,
entblößt von allen Verhärtungen –
und der Kosmos wird dir dazugeben.

Worte an einem Venus-Tempel

Meditationen mit Aura-Soma-Meisteressenzen gestalten sich oft von ganz allein. Ich vertraue immer wieder auf den Sinn solcher Veränderungen. Manchmal wollte ich mich mit einer vorher ausgewählten Meisteressenz einem meiner Themen widmen, doch die Meditationserfahrung verlief ganz anders. Gerade die Meisteressenzen fordern dazu auf, *von den ich-bezogenen Meditationen und Reisen in die eigene Innenwelt frei zu werden;* sich ganz einfach in einen inneren Raum der Stille zu begeben und *sich leer zu machen* von den Gedanken, die so zahllos daherschwirren; sich auf nichts zu konzentrieren, auf gar nichts. Wenn man dann aus der Ruhe heraus in Resonanz mit einer der Meister-Energien kommt, geschieht alles Weitere von ganz allein – man ist all-eins.

Man kann *vor* einer Meditation eine Meisteressenz wählen, ebenso *während* einer Meditation sich intuitiv von einer ansprechen lassen oder den Impuls *nach* einer stillen Meditation bekommen, welcher Meister-Energie man sich jetzt gerade zuwenden will. Ich werde die kürzer gehaltene Anleitung für eine Anwendung vor der Meditation beschreiben.

Wenn Du nun also eine Aura-Soma-Meisteressenz in Händen hältst und Deine Meditationsbedingungen geschaffen hast, beginne zum Beispiel so:

◊ *Schließe Deine Augen und wende Dich nach innen, die Aura-Soma-Essenz in Deiner rechten Hand haltend. Entspanne, lasse alle Anspannung los. Begleite mit Deiner Aufmerksamkeit eine Weile Deine Atmung, wie sie ohne Dein willentliches Zutun von ganz allein geschieht. (Einatmung – Ausatmung = Aufnehmen und Loslassen)*

◊ *Dann lenke Deine Aufmerksamkeit Deinem Herzen zu. Erkenne Dein Herz als Deine innere Quelle von Licht und Liebe und stelle Dir vor, dass Deine Herzensenergie sich mit jedem Herzschlag in Deinen Körper bis hin zu jeder einzelnen Zelle der Peripherie hin verteilt. Erlaube, dass sich das Licht und die Liebe Deines Herzens auch in Deine Aura bis hin zu einer schützenden Lichthülle und in Deine Verwurzelung in die Erde und über Dein Kronen-Chakra hinaus zur Urquelle von allem Licht und aller Liebe hin verteilt.*

◊ *So bist Du mit allen Ebenen der Erde verbunden, mit dem dichten materiellen Prinzip über Deinen Körper ebenso wie mit dem geistigen, feinstofflichen Prinzip über Deine Energiekörper. In Dir vereinen sich die geistigen Energien und die irdischen. Du selbst bist Vermittler oder Vermittlerin dieser beiden Prinzipien und gestaltest in Liebe das Zusammenwirken von Geist und Materie in Deinem alltäglichen Leben.*

◊ *Erinnere Dich nun an die Aura-Soma-Meisteressenz in Deiner rechten Hand. Öffne Deine Augen und öffne mit der linken Hand die Essenz und bringe zwei bis drei Tropfen auf Deinen Puls am linken Handgelenk. Dann schließe das Fläschchen wieder, stelle es vor Dir auf den Boden, verreibe die Flüssigkeit auf Deiner Haut. Rieche an dem Duft der Essenz und bringe sie in Deine Aura, indem Du vom Kopf und bis eventuell zu den Füßen Deine Aura umfährst. Atme noch einmal den Duft kraftvoll ein und halte Deine Hände über Dein Herz-Chakra.*

Begrüße die Meister-Energien mit seinem oder ihren Namen in Deinem Herzen und lade sie ein, Dich zu berühren.

◊ *Erlaube Dir anzunehmen, was Du spürst oder was Du in irgendeiner für Dich stimmigen Weise wahrnimmst. Öffne Dich für die Botschaft Deines erwählten Meisters oder Deine Meisterin. Erlaube, dass Dich ihre Energien und Kräfte durchströmen, und öffne Deine innersten Türen und Pforten.*

◊ *Stelle Dir vor, dass sich in Deinem inneren Erkennen die Schleier heben und Du die Dinge in Deinem Lebensprozess erkennst, wie sie wahrhaft sind.*

◊ *Lasse das Licht des Meisters Dich durchfluten. Dein Lebensstrom erfährt voller Freude und Dankbarkeit die heilsamen Kräfte der Meister-Energien.*

◊ *Es mag sein, dass Dir jetzt im Zusammenspiel mit der Meister-Energie ein spezielles Thema, ein Bild oder Gefühl aufkommt. Erlaube es, widme Deine Aufmerksamkeit den Lehren Deines Meisters (beziehungweise den Qualitäten des Energiefeldes).*

◊ *Es mag sein, dass Dir eine bestimmte Frage bewusst wird, deren Antwort Du jetzt erhältst.*

◊ *Es mag auch sein, dass Du einfach einer Qualität der Stille und des Friedens in Dir gewahr wirst, die Du genießt.*

◊ *Ob Du dies bewusst wahrnimmst oder nicht, sei Dir dessen ganz sicher, dass Dein Höheres Selbst als Dein innerer Meister mit dem „äußeren" Meister kommuniziert.*

◊ *Was immer Du im Kontakt mit der Aura-Soma-Meister-Energie erlebst, nimm es in Dein Herzensbewusstsein auf. Vertraue Deinen Wahrnehmungen und lasse Dir die Zeit, die Du nun benötigst.*

◊ *Komme dann langsam zu Ende mit diesem Teil der Meditation und danke. Danke dem Meister, der Dir soeben begegnet ist. Danke den Lichtwesen und geistigen Lehrern für ihre*

*Art der Unterstützung. Lasse Dankbarkeit aus Deinem Her-
zen fließen, in Deinen Körper, in Mutter Erde, in die Einheit
von Vater-Mutter-Gott, für alles, wie es in Dir und um Dich
herum ist. Atme eine Weile Frieden ein und Liebe aus.*

◊ *Dann bewege Dich sanft in Deinem Körper, recke oder strecke Dich und öffne die Augen, um wieder wach und klar in
Deiner Außenwelt zu sein.*

Auch diese Form der Meditation kann in der Art und Weise verändert werden, wie sie für Dich stimmt. Meine Worte
und Impulse sind nur ein Angebot. Ich erlebte gerade mit den
Meister-Energien mehr denn je Veränderungen von vorher ge-
fassten Vorstellungen. Es kommt meistens ohnehin anders, als
wir es uns gedacht haben. Doch darin liegt ein tiefer Sinn.

Nichts ist so, wie es scheint,
aber es ist auch nicht anders.

Quellenangabe

(1) Sogyal Rinpoche: Das tibetische Buch vom Leben und Sterben, Barth-Verlag, München 1994, S. 49

(2) ebd., S. 50

(3) Phyllis Krystall: Monkey Mind, Ryvellus Medienverlag 1995, S. 23

(4) Meditationen und Anrufungen, Selbstverlag: Die Brücke zur Freiheit e.V., Postfach 768, Berlin

(5) Ralph Blum: Runen, Kailash-Verlag, 7.Aufl.1995

(6) Meditationen und Anrufungen, siehe oben

(7) Meditationen und Anrufungen, siehe oben

(8) Meditationen und Anrufungen, siehe oben

(9) Meditationen und Anrufungen, siehe oben

(10) Meditationen und Anrufungen, siehe oben

(11) Meditationen und Anrufungen, siehe oben

(12) Meditationen und Anrufungen, siehe oben

(13) Meditationen und Anrufungen, siehe oben

(14) Nevill Drury: Lexikon esoterischen Wissens, Knaur-Verlag, München 1988

Literaturliste

Bind-Klinger, Anita, Aquamarin-Verlag
„Heilung durch Harmonie – in Meditationen mit Edelsteinen
die Weisheit des Körpers erfahren", 1992
„Die Antwort des Herzens – Meditationen und Edelsteine zur
Heilung des Herzens" 1994

Brown, Fran, Synthesis-Verlag, 1993
„Reiki leben, Großmeisterin Takatas Lehren"

Coelho, Paul, Diogenes Verlag, 2001
„Handbuch des Kriegers des Lichts"

Csikszentmihalyi, Mihaly, Klett-Cotta-Verlag. Stuttgart 1993
„Flow, das Geheimnis des Glücks"

Dalichow Irene, Mike Booth, Knaur Alternativ Heilen,
„Aura-Soma, das Wunder der Farbheilung" aktualisierte
Ausgabe 2007

Haich, Elisabeth, Grafing 2007,
„Einweihung"

Hilarion, Drei-Eichen-Verlag, 1977, Band I-V
Die Bücher des Flammenden Herzens"

Kunz, Dora, Grafing 1987
„Die verborgenen Quellen der Heilung"

Krystal, Phyillis, Ryvellus Medienverlag 1995
„Monkey Mind, die Zähmung unseres Verstandes"

Lynch, Dudley und Kordis,Paul, Paidia-Verlag 1992
„Delphinstrategien"

Marciniak, Barbara, Bauer-Verlag, Freiburg 1995
„Boten des neuen Morgens"

Meditationen und Anrufungen, Die Brücke zur Freiheit e.V.,
Berlin

Mutter Meera, Selbstverlag, Oberdorf 4a, 65599 Dornburg-
Thalheim 1995, „Mutter Meera – Antworten"

Ouspensky, P. D., O.W.Barth-Verlag, München 1993
„Auf der Suche nach dem Wunderbaren"

Redfield, James, Heyne-Verlag, München 1994
„Die Prophezeiung von Celestine"

Rinpoche, Sogyal, Frankfurt 1994
„Das tibetische Buch vom Leben und vom Sterben"

Sheldrake, Ruppert, München 1990
„Das Gedächtnis der Natur"

Ströter-Bender, Jutta, Stuttgart 1988
„Engel"

Thich Nhat Hanh, München 1992
„Ich pflanze ein Lächeln"

Wall, Vicky, Edition Sternenprinz, Freiburg 1993
„Aura-Soma, Heilung durch Farbe, Pflanzen und Edelstein-
Energien"

DIWAB – Die Wissensakademie Bern,
Seftigenstraße 300b, 3084 Bern-Wabern, www.diwab.ch

Vicky Wall/Mike Booth
Aura-Soma und die Meister der Weisheit
Pbk., 90 Seiten
ISBN 978-3-89427-343-9

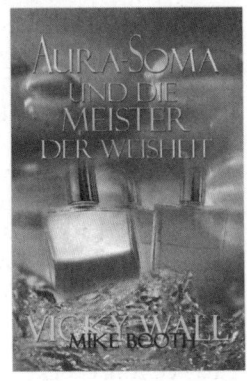

Die „Meisterserie" bildet vielleicht das Herzstück des Aura-Soma-Systems. In diesem Buch sind erstmals die vollständigen Texte veröffentlicht, die Vicky Wall und Mike Booth zu den Meistern verfasst haben. Ein wunderbarer Schlüssel zum Kern von Aura-Soma und ein wertvoller Baustein, um die Aufgaben der Meister und ihre individuellen Charakteristika zu erkennen und zu verstehen.

Mike Booth
Archangeloi
Die Erzengel von Aura-Soma
Das Handbuch zur Archangeloi-Serie
Pbk., 96 Seiten und 8 Seiten
mit vier-farbigen Abbildungen
ISBN 978-3-89427-306-4

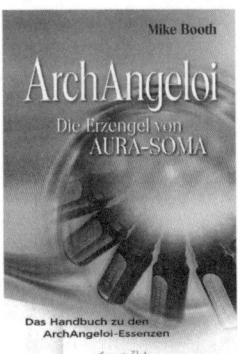

Die einzigartigen Sprays der „Archangeloi-Serie" werden in dieser Ausgabe ausführlich beschrieben. Die Sprays und Equilibrium-Flaschen berühren durch ihren wundervollen Duft und die sanfte Wirkung auf die Seele das Innerste des Menschen und öffnen ihn so unmerklich für die lichten Schwingungen aus dem Engelreich.

Mike Booth
Das Aura-Soma Handbuch
Geb., 168 Seiten, durchgehend vierfarbig
ISBN 978-3-89427-151-0
Das Handbuch für jeden, der sich mit
Aura-Soma beschäftigt. Die Beschreibung
und farbigen Abbildungen aller Equili-
brium-Flaschen, Pomander, Quintessen-
zen und Watersticks. Das Standardwerk.
Der unverzichtbare Klassiker von Mike
Booth, dem Leiter von Aura-Soma!

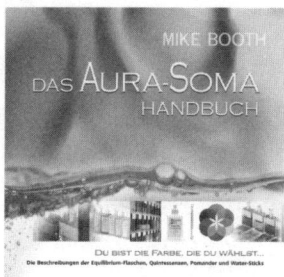

Lilla Bek/Anita Offik
Chakras und Farben
Hardcover, 380 Seiten
ISBN 978-3-89427-338-5
Farben bestimmen unser Leben! Lilla Bek,
eine der angesehensten Psychologinnen
und Heilerinnen Englands, veröffentlicht
in diesem umfassenden Kompendium die
Forschungsergebnisse einer lebenslangen
Beschäftigung mit den Farben. Sie breitet
ein schillerndes Universum vor den Augen der Leser aus, das weitaus beeindruk-
kender ist als jenes, das 'normale' Augen
sehen. Lilla Bek erblickt die Farben auch
mit den 'inneren' Augen und lässt in ihren
Beschreibungen auch den nicht hellsichti-
gen Leser teilhaben an dem Farbenspiel der
Schöpfung.

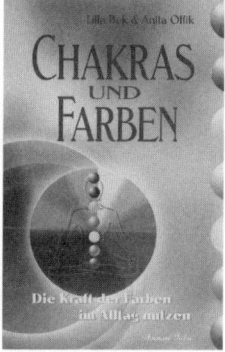

So erhält das Verständnis der Farben eine
neue Dimension, indem auch ihre unsichtbaren Wirkungen Berücksichtigung finden.
Farben wirken, etwa über das Chakra-Sy-
stem, in sehr intensiver Weise auf Körper
und Psyche des Menschen ein. Ein wissen-
der Umgang mit der Heilkraft der Farben
vermag hier überaus heilsame Kräfte frei-
zusetzen.

Mike Booth & Peter Michel
Aura-Soma und die Chakras
Pbk., 300 Seiten
ISBN 978-3-89427-226-5

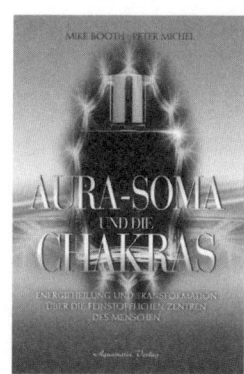

Mike Booth und Peter Michel behandeln in ihrem Grundlagenwerk sowohl die Philosophie der Chakra-Lehre, wie sie vor allem im Tantrismus ausführlich dargelegt wurde, als auch die praktische Anwendung der Aura-Soma-Mittel auf dem Körper. So formt sich ein Wissensgeflecht, das die Weisheit des Ostens mit den Erkenntnissen der modernen Energieheilung verbindet.

Manuela Oetinger / Mike Booth
Peter Michel
Die Meister der Weisheit
Ihr Wirken in Geschichte und Gegenwart
Geb., 160 Seiten
ISBN 978-3-89427-283-8

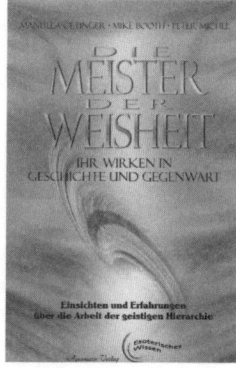

Um sich in das geistige Energiefeld der Meister zu vertiefen, zogen sich Manuela Oetinger und Mike Booth, zusammen mit einer kleinen Gruppe, für mehrere Tage in die Berge zurück. In diesen Tagen widmeten sie sich in Meditationen und Gesprächen dem Werk der großen Erleuchteten und Lehrer der Erde. Die vorliegende Veröffentlichung dokumentiert diese Gespräche und Erfahrungen. Sie wird ergänzt durch eine historische Studie über die Meister und einen Essay von Manuela Oetinger über das Wirken der großen Wissenden in unserer Zeit.

Ein tiefgründiges Buch, das einige Irrtümer über die „Meister der Weisheit" beseitigt und einen neuen Zugang zu ihnen ermöglicht, der über eine vertiefte Innerlichkeit und von Illusionen befreite Spiritualität führt.